MONOGRAPHIEN AUS DEM GESAMTGEBIETE DER NEUROLOGIE UND PSYCHIATRIE

HERAUSGEGEBEN VON

O. FOERSTER-BRESLAU UND K. WILMANNS-HEIDELBERG

HEFT 18

DIE PAROXYSMALE LÄHMUNG

VON

DR. ALBERT K. E. SCHMIDT

MIT 4 TEXTABBILDUNGEN

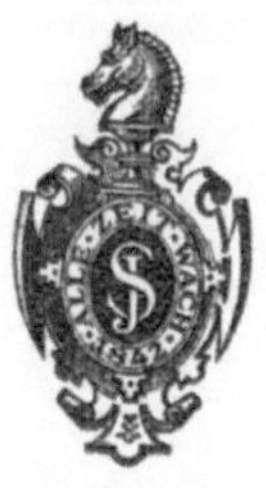

BERLIN

VERLAG VON JULIUS SPRINGER

1919

ISBN 978-3-642-51949-9   ISBN 978-3-642-52011-2 (eBook)

DOI 10.1007/978-3-642-52011-2

Vorwort.

Die Arbeiten zu vorliegender Monographie begann ich im Herbst 1913 an der Akademie für praktische Medizin zu Düsseldorf. Die im pathologischen Institut vorgenommenen Untersuchungen sollten das Wesen der paroxysmalen Lähmung in anatomischer Hinsicht klären. Bei Herrn Prof. Dr. Mönckeberg, dem damaligen Direktor dieses Instituts, fand ich hierbei freundliches Entgegenkommen und wertvolle Unterstützung. Dafür möchte ich ihm auch an dieser Stelle herzlich danken. Ich setzte die Arbeiten in Heidelberg fort und beendete sie daselbst im Sommer 1914 kurz vor Ausbruch des Krieges. Die experimentellen Untersuchungen, die ich im dortigen pharmakologischen Institut ausführte, zeitigten sowohl für die Pathologie wie für die Therapie bedeutsame Ergebnisse. Es bietet sich mir in diesem Vorwort willkommener Anlaß, auch den Herren Geh. Hofrat Prof. Dr. Gottlieb und Geh. Hofrat Prof. Dr. J. Hoffmann für ihre Hilfe aufrichtigen Dank zu sagen.

Nach der Frühjahrsoffensive 1917 fand ich in einem Unterstand in der Champagne-Front Muße, dem vorhandenen Material in dieser Monographie eine endgültige Fassung zu geben.

Inhaltsverzeichnis.

	Seite
Einleitung	1
I. Nosographie	2
II. Symptomatologie	19
1. Prodromalerscheinungen	19
2. Initialstadium	20
3. Stadium des ausgebildeten Anfalls	21
4. Stadium der Besserung	30
5. Komplikationen	30
6. Status in der anfallsfreien Zeit	31
III. Diagnose	32
IV. Prognose	34
V. Pathologie	35
A. Die Disposition der paroxysmalen Lähmung	35
B. Heredität	38
C. Ätiologie	38
1. Pathologische Anatomie	41
2. Pathologische Physiologie	46
VI. Therapie	54
Literatur	55

Einleitung.

Als paroxysmale Lähmung (Myoplegia paroxysmalis congenita) soll ein Syndrom wohlcharakterisierter Erscheinungen beschrieben werden: schlaffe Lähmung fast der gesamten willkürlich innervierten Muskulatur und Verlust der Reflexe und der elektrischen Erregbarkeit, auffallende Störungen im Bereich der Motilität, denen weder Veränderungen auf Seiten der Sensibilität noch Zeichen für Trübung des Bewußtseins oder sonstiger psychischer Alteration parallel gehen.

Rasches Einsetzen, ein Verlauf, dessen Dauer nach Stunden, höchstens einigen Tagen bemessen ist, das Verschwinden der Symptome, ohne daß irgendwelche Spuren als Anzeichen der gestörten Gesundheit zurückbleiben, läßt die Erkrankung unter dem Bilde eines „Anfalls" erscheinen. Außer Anfällen vollkommener Lähmung der quergestreiften Muskulatur mit alleiniger Ausnahme des Zwerchfells und der Gesichtsmuskeln sind hinsichtlich der Intensität, der Ausbreitung und der Dauer des Anfalls weniger ausgesprochene Formen zu erwähnen, zuweilen sich nur in einer gewissen Schwäche einzelner Muskeln äußernde Paresen, wobei der verminderten Leistung der willkürlichen Motilität eine gradweise Herabsetzung der elektrischen und Reflexerregbarkeit entspricht; leichte Anfälle alternieren mit solchen, die zu vollständiger Prostration führen, sie sind aber auch in manchen Fällen zeitlebens die einzige Erscheinungsform der Krankheit. In der Frequenz der Anfälle läßt sich keine Periodizität nachweisen; die Anfälle treten in ungleichen Intervallen auf; es sind auslösende Ursachen und für das Auftreten der Anfälle günstige Bedingungen bekannt.

Das wiederholte Befallensein desselben Individuums nach Intervallen, in denen subjektives Wohlbefinden herrscht, und jeder objektive Befund vermißt werden kann, sowie der hereditär familiäre Charakter der meisten bisher beobachteten Fälle rechtfertigen die Annahme einer besonderen, dem Leiden zugrunde liegenden Konstitutionsanomalie.

In vorliegender Arbeit soll zunächst auf Grund des in der Literatur bisher veröffentlichten Materials und eigener Beobachtungen eine möglichst erschöpfende Darstellung des klinischen Bildes gegeben werden. Des weiteren soll versucht werden, unter Hinweis auf die in diesem Bilde für die Pathologie bedeutsamen Punkte und die Ergebnisse besonderer Untersuchungen die Genese der Erkrankung zu klären. Zum Schluß sei über eine mit Erfolg angewandte therapeutische Maßnahme berichtet.

I. Nosographie.

Bei der Beschreibung des Krankheitsbildes sind zuerst die in der Literatur vorliegenden Mitteilungen über dies Leiden zu berücksichtigen; es empfiehlt sich dies Verfahren einmal im Hinblick auf die Seltenheit der Krankheit, die sie allgemeiner ärztlicher Beobachtung entzieht; ferner ist das Eingehen auf die einzelnen Fälle zweckdienlich angesichts der Vielgestaltigkeit, die das Leiden trotz der Prägnanz seiner hauptsächlichen Symptome aufweist (Besonderheiten der einzelnen Erkrankungen, individuelle Schwankungen). Ein besonderer Anlaß jedoch, die Besprechung der Literatur gerade in erster Linie zu bringen, liegt in dem Verlangen nach Abgrenzung des Krankheitsbildes begründet; es liegen in der bisherigen Nosographie Beschreibungen von Fällen vor, die sicher nicht zu der hier zu beschreibenden Krankheit gehören, weil sie sich in wesentlichen Punkten von ihr unterscheiden; durch Hinzunehmen anders gearteter Prozesse wurde das Fortschreiten der Kenntnis unseres Krankheitsbildes und seiner Pathologie jedoch eher gehemmt als gefördert; diesem Mißstande gegenüber kann eine Orientierung über die paroxysmale Lähmung, die zuerst an der Hand des in der Literatur niedergelegten Materials, also historisch gegeben wird, von vornherein dem Prinzip der Abgrenzung am besten Rechnung tragen. Es wird sich dabei zeigen, daß nicht nur einige Krankheitsbilder aus unserer Nosographie ausgeschieden werden müssen, sondern andererseits auch Fälle, die von den Autoren unter dem Eindruck einer besonderen Ätiologie anders klassifiziert worden waren, wahrscheinlich zur paroxysmalen Lähmung zu rechnen sind. Bei manchen Fällen wird die Zugehörigkeit wegen nicht genügend durchgeführter Untersuchung oder nicht ausreichend mitgeteiltem Untersuchungsbefund zweifelhaft bleiben.

Die Mitteilung der reinen Fälle sei vorangeschickt. Es kommen in erster Linie die Beobachtungen Westphals und Oppenheims in Betracht (1). Westphal brachte im Jahr 1885 im Bewußtsein, ein ganz neues, bis dahin noch nicht als eine besondere Krankheit erkanntes Leiden vor sich zu haben, eine ausführliche Darstellung der von ihm beobachteten Lähmungsanfälle. Über weitere Befunde und Untersuchungen, die er später zusammen mit Oppenheim am gleichen Patienten angestellt hatte, berichtete Westphal drei Jahre später in einer Sitzung der Charité-Ärzte; doch konnte er die damals angekündigte umfangreichere Publikation nicht mehr selbst vollenden; Oppenheim faßte nach Westphals Ableben das gesamte Material zusammen (2a). Die in allen Einzelheiten wiedergegebenen Resultate einer Untersuchung, die an Exaktheit alle früheren Beobachtungen und viele späteren weit hinter sich läßt, müssen natürlich dem Rahmen dieser Arbeit entsprechend gekürzt angeführt werden.

In Westphals Klinik wurde ein 12jähriger Knabe aufgenommen, der seit einigen Jahren an anfallsweise auftretenden Lähmungen litt. In der Familie waren weder Nervenkrankheiten noch andere Anzeichen hereditärer Belastung festzustellen. Mit 7 Jahren hatte der Knabe einen durch Nierenentzündung komplizierten Scharlach durchgemacht. 4 Wochen nach der Genesung von dieser Krankheit sei er erstmals nachts gelähmt gewesen. Die Anfälle wiederholten sich dann alle 4—6 Wochen, später häufiger, sogar mehrmals in einer Woche; sie dauerten gewöhnlich eine Nacht und einen Tag; zuweilen auch zwei Tage und eine Nacht; in der Zwischenzeit soll der Knabe immer vollständig gesund gewesen sein. Der Befund, der während des Intervalls an Nervensystem und inneren Organen erhoben wurde, war auch tatsächlich normal.

Die in der Klinik beobachteten Anfälle setzten meist nachts während des Schlafes ein; wenn der Knabe erwachte, befand er sich schon in mehr oder minder vorgeschrittener Lähmung. Befallen waren Beine, Rumpf, Arme, Flexoren und Extensoren des Kopfes; frei blieben nur die Gesichts- und die übrigen von den Gehirnnerven versorgten Muskeln; von den Halsmuskeln waren nur die Mm. splenii bewegbar, so daß Seitwärtsrotation des Kopfes selbst auf der Höhe des Anfalles noch ausgeführt werden konnte. Die Kraft des Hustens und Niesens war wegen der Affektion der akzessorischen Atemmuskeln entschieden herabgesetzt, die Respirationsgröße sichtlich vermindert; doch blieben eigentliche dyspnoische Beschwerden aus. Inkontinenzerscheinungen fehlten; im Gegenteil, es zeigte sich während des Anfalls eine gewisse Harnverhaltung. — Die Ausbreitung war, weil sie sich hauptsächlich während des Schlafes vollzog, meist nicht direkt zu beobachten; eine feste Regel, nach der die Lähmung die einzelnen Muskeln befiel, ließ sich nicht herausfinden. Die Muskeln selbst waren während der Lähmung schlaff; die passive Beweglichkeit der Gliedmaßen unbehindert; von der Unterlage emporgehobene Glieder fielen ohne Widerstand wieder zurück. Die Sehnenreflexe fehlten oder waren eben noch angedeutet, letzteres nur bei nicht vollständig gelähmten Muskeln oder beim Abklingen des Anfalls; ebenso fehlten während des Anfalls auch die Hautreflexe. Stets ging die Auslösbarkeit der Reflexe dem Verlust und der Wiederkehr der willkürlichen Motilität parallel. Ein solcher Parallelismus zeigte sich auch bei Versuchen, den Muskel direkt oder vom Nerven aus durch den elektrischen Strom zur Kontraktion zu bringen; während vollständiger Lähmung erschien weder bei Reizung des Muskels selbst noch beim Anlegen der Elektrode über dem Nerven eine Zuckung, wurde nun faradischer oder galvanischer Strom angewandt; auch eine Verstärkung des Stromes, bis allzu intensive Schmerzempfindung Halt gebot, vermochte keine Reaktion auszulösen. Wie sich die Reflexerregbarkeit bei unvollkommener Lähmung nur gradweise herabgesetzt erwies, so bekam man auch bei der Prüfung der elektrischen Erregbarkeit je nach der Ausdehnung und Stärke des Anfalles variable Befunde; immer jedoch nur im Sinne einer quantitativen Herabsetzung der Anspruchsfähigkeit; Umkehr der Zuckungsformel wie ein Überwiegen der Anode, tonische Kontraktion, Nachdauer od. dgl. wurden nie beobachtet. Die Zuckungen waren, wo sie nur überhaupt erschienen, immer blitzartig. Während des Anfalls scheint der Leitungswiderstand häufig gesteigert gewesen zu sein; z. B. beim Einschalten von 60 Elementen zeigte das Galvanometer an, daß dennoch nur ein Strom von 4 Mill. Amp. durchgeleitet wurde; daß aber nicht diese Erhöhung des Leitungswiderstandes für die Störung der elektrischen Reaktion verantwortlich zu machen war, wurde dadurch bewiesen, daß auch Ströme von 14—16 Mill. Amp. durchgeleitet wurden; auch sie vermochten keine Kontraktion auszulösen. — Im Gegensatz zur Motilität zeigte sich die Sensibilität am ganzen Körper intakt; alle Qualitäten, der Berührungs-, Wärme- und Schmerzsinn, waren erhalten geblieben; auch die für die Motilität wirkungslosen elektrischen Ströme wurden als intensiver Schmerz empfunden. Das Sensorium blieb während der Anfälle stets vollkommen frei; der Knabe unterhielt sich während der Untersuchung mit dem Arzt. — Der übrige Organbefund bot außer Störungen von seiten des Herzens, von denen besonders Oppenheims Arbeit berichtet, keine Besonderheit. Das Herz war während des Anfalls akut erweitert; die absolute Dämpfung, die vor und nach dem Anfall in normalen Grenzen gefunden wurde, war während des Anfalls vor allem nach rechts vergrößert. Die Herzaktion war in großer Ausdehnung sichtbar, der Spitzenstoß im 5. Interkostalraum verstärkt; der erste Ton an der Spitze gespalten, der zweite verstärkt; über der Pulmonalis hörte man ein schwaches systolisches Geräusch, auch an der Aorta und der Trikuspidalis waren die Töne unrein; der 2. Aortenton war dem 2. Pulmonalton gegenüber verstärkt. Bei anderen Anfällen war eher der 2. Pulmonalton stärker als der 2. Aortenton, wiederum hörte man ein systolisches Blasen über der Pulmonalis; außer epigastrischen Pulsationen waren über der Herzbasis systolische und diastolische Erschütterungen zu sehen; auch der Spitzenstoß

erschien bisweilen in einem größeren Bezirk von systolischem Schwirren begleitet; an Stelle
des gespaltenen 1. Spitzentones hörte man ein langgezogenes systolisches Geräusch; ein
systolisches Geräusch war in diesen Fällen auch über Aorta und Pulmonalis zu hören. Der
Puls war mäßig beschleunigt, seine Größe und Spannung war der gesteigerten Herzaktion
entsprechend vermehrt. Alle auskultatorischen und perkutatorischen Phänomene ver-
schwanden nach dem Lähmungsanfall wieder. — Die Temperatur verhielt sich mit Ausnahme eines Anfalles, der durch eine interkurrente Angina kompliziert war, immer normal.
Die Anfälle traten in verschieden großen Intervallen auf; während der Pat. in der Charité
lag, befiel ihn die Lähmung am 19. I., 30. I., in der Nacht vom 5.—6. II., 16.—17. III.,
8.—9. IV. und am 16. IV.; es verflossen also 1—4 Wochen zwischen den einzelnen Anfällen.
— In der späteren Mitteilung berichtet Oppenheim, daß er auch im Intervall eine gewisse Schwäche einzelner Muskeln beobachten konnte; an exzidierten Muskelfragmenten
fand er Veränderungen der mikroskopischen Struktur, denen er aber wegen der Ungewiß-
heit, ob es sich nicht um Kunstprodukte handelte, keine besondere Bedeutung zumaß.

Das hier wiedergegebene Krankheitsbild bot sich Westphal und Oppenheim bei verschiedenen, mehrere Jahre auseinanderliegenden klinischen Beobachtungen dar. Es zeichnete sich vor den in den anderen Mitteilungen veröffentlichten durch die bei den einzelnen Anfällen auftretenden Herzstörungen
aus, die sonst selten in dieser Stärke beobachtet wurden; ferner durch die später-
hin auch in den Intervallen bestehen bleibende Schwäche einzelner Muskeln.
In ätiologischer Hinsicht setzte sich Westphal mit einer von anderer Seite
geäußerten Anschauung auseinander, es handle sich hierbei um eine larvierte
Malaria. Schon die Frequenz, die an keinen der bekannten Intermittenstypus
erinnerte, schloß eigentlich diese Annahme aus; es lagen aber auch weder in
der Anamnese noch im Organbefund Anhaltspunkte für diese Ätiologie vor. So
schloß Westphal seine Arbeit mit der Behauptung, daß er hier zweifellos vor
einer selbständigen Krankheit stehe. — Eine Beziehung zu einem dem ersten
Anfall vorausgegangenen Scharlach konnte nicht gefunden werden; die nach
Scharlach schon beobachteten Lähmungen waren tatsächlich auch anderer Natur.
Immerhin ist auffallend, daß diese anamnestische Besonderheit auch von anderen
Fällen berichtet wird, so von dem in der Folge durch Fischl (3) ver-
öffentlichten.

Ein 8jähriges Mädchen litt vor dem Auftreten des ersten Anfalles an Scharlach, der
ebenfalls durch nachfolgende Nierenentzündung kompliziert war. Das Kind blieb daraufhin ¹/₂ Jahr vollständig gesund. Der erste Lähmungsanfall betraf nur die Beine und dauerte
3 Stunden; in dieser Weise wiederholten sich die Anfälle in ungleichen Zwischenräumen.
Einmal waren außer den Beinen auch die Arme gelähmt; die Reflexe waren an den gelähmten
Muskeln nicht auszulösen, auch fehlte an ihnen die elektrische Erregbarkeit. Das Kind
zeigte während des Anfalls gewöhnlich große Müdigkeit und Schläfrigkeit, so daß seine
Angaben bei der Sensibilitätsprüfung zuweilen ungenau waren. An den gelähmten Gliedern
war jeweils auch die Temperatur herabgesetzt. — Später traten die Anfälle nur noch in
Form leichter Paresen auf; auch diese blieben nach einiger Zeit aus.

Hervorzuheben ist an dieser Mitteilung, daß sich das Leiden auf ver-
hältnismäßig leichte Anfälle beschränken und mit der Zeit überhaupt verschwinden kann. Mit Rücksicht auf die später zu erörternde Pathologie der
Krankheit muß auch die Tatsache, daß die Temperatur der gelähmten Muskeln
herabgesetzt war, im Auge behalten werden.

Von familiärem Vorkommen des Leidens berichtet erstmals Couzot (4).

Couzots Mitteilung handelt von 5 Gliedern einer Familie. Von 8 Geschwistern wurden 4,
die sich außer durch diese Disposition auch noch durch kleineren Wuchs auszeichneten,

von Lähmungsanfällen heimgesucht. Auch die bereits verstorbene Mutter soll zeitlebens
an häufig sich einstellenden Lähmungen aller Glieder gelitten haben. François, der älteste
Sohn, zur Zeit der Beobachtung 36 Jahre alt, erzählte, daß er seit dem 9. Jahr manchmal
Schwäche einzelner Muskeln verspürt habe; zu vollständigen Lähmungen kam es bei ihm
erst seit dem 16. Jahr. Sie traten bei ihm intensiver und häufiger auf als bei seinen Geschwistern, zeitweise sogar täglich; in den Intervallen herrschte volles Wohlbefinden.
— Näheres über das Wesen der Anfälle konstatierte Couzot bei dem 34jährigen Henri.
Er fand einen gedrungen gebauten Mann mit athletischen Muskeln, mit denen auch eine
entsprechende Kraft entwickelt werden konnte. Anamnestisch ergab sich Typhus im 10. Jahr;
4 Jahre später setzten bei ihm Lähmungsanfälle ein, die meist nachts begannen. Anzeichen
eines nahenden Anfalles machten sich zuweilen schon abends in einer gewissen Schwäche
der Glieder bemerkbar; in diesem Stadium konnte Bewegung den Anfall hintanhalten.
Wenn die Lähmung sich ausbreitete, wurden zuerst die ruhenden Muskeln betroffen; saß
der Patient z. B. abends am Tisch und schrieb, so wurden bei einem beginnenden Anfall
zuerst die Beine und der linke Arm ergriffen, der rechte Arm jedoch erst, nachdem der
Patient aufgehört hatte zu schreiben. Vorausgehende Überanstrengung der Muskeln und
starke Gemütsbewegungen sollen für das Zustandekommen des Lähmungsanfalles günstig
gewesen sein. Die Anfälle waren zeitweise sehr intensiv und führten zu einer gänzlichen
Lähmung von Gliedmaßen, Rumpf und Hals; selbst Schwierigkeit beim Sprechen und
Schlucken war manchmal zu beobachten. Die Reflex- und elektrische Erregbarkeit war
in solchen Anfällen vollständig erloschen. Von der Höhe des Anfalls an war der Körper
mit profusem Schweiß bedeckt. Die komplette Lähmung dauerte gewöhnlich 3—4 Stunden;
im ganzen dauerte der Anfall selten länger als 8—10 Stunden. Außer diesen ausgesprochenen
Lähmungszuständen kam es zuweilen auch zu leichten Anfällen, die sich nur durch eine
vorübergehende Schwäche einzelner Muskeln bemerkbar machten. — Der Nervenstatus des
Mannes während der anfallslosen Zeit wies nur einen schwer auszulösenden Patellarreflex
auf. — Emérance, die drittälteste der Geschwister, 32 Jahre alt, bemerkte die ersten Anzeichen der Lähmung mit 10 Jahren; in ungleichen Intervallen wurde sie von 3—4 Stunden
dauernden Lähmungszuständen befallen. Seit der Geburt ihres ersten Kindes sind bei ihr
keine Lähmungserscheinungen mehr aufgetreten. Ihre 3 Kinder waren vom Leiden noch
verschont geblieben. — Bei der jüngsten Schwester (21 Jahre alt) traten die Lähmungsanfälle (nachdem sie mit dem 10. Jahr erstmals eingesetzt hatten) in der letzten Zeit fast
täglich auf; doch beschränkte sich die Lähmung bei ihr auf die Muskulatur der Gliedmaßen,
die Rumpf- und Halsmuskulatur blieb frei. Einen Einfluß der Menses auf die Frequenz der
Anfälle hat weder sie noch ihre Schwester bemerken können.

Durch Couzots Arbeit wird unser Krankheitsbild um einige wesentliche
Züge bereichert. Außer der Heredität führt sie für das Entstehen des Anfalls
günstige Bedingungen und Prodromalerscheinungen an; bedeutsam ist auch
das Ausbleiben der Anfälle bei der einen Tochter nach der ersten Gestationsperiode.

Couzot läßt den Krankengeschichten eine Erörterung der Pathologie des
Leidens folgen. Er greift dabei auf die Hemmungstheorie zurück und lokali-
siert das hemmende Moment in die graue Substanz des Rückenmarks, speziell
in die Vorderhörner. Eine Kritik dieser Anschauung wird an späterer Stelle
erfolgen.

Wie bei den von Couzot beobachteten Patienten wurde auch bei einem
Fall, den Greidenberg (5) beschrieb, eine voluminöse Muskulatur angetroffen,
die einer entsprechenden Kraftentfaltung fähig war.

Greidenberg berichtet über einen 22jährigen Soldaten, der schon mehrere Anfälle
vorübergehender Lähmung gehabt hatte; daß die Anfälle, die Greidenberg selbst
beobachten konnte, wirklich zu dem hier beschriebenen Syndrom gehörten, ergibt sich vor
allem aus der sie begleitenden Reflexlosigkeit und dem Erlöschen der elektrischen Erregbarkeit. Auch von Greidenberg werden Gemütsbewegungen als das Zustandekommen

eines Anfalls begünstigend angeführt. Bei diesem wie auch dem in der Folge von Pulawski (6) mitgeteilten Fall war die Heredität des Leidens nicht nachzuweisen. Die Anfälle, die Pulawski bei einem 21jährigen Patienten sah, zeigten eine so allgemeine Ausbreitung über die willkürlich innervierte Muskulatur, daß selbst Husten, Niesen und tiefes Atmen unmöglich waren; die Reflexe und die elektrischen Reaktionen wurden hierbei vollständig vermißt. Die Genesung erfolgte nachts unter profusem Schweißausbruch; in der Zwischenzeit war kein irgendwie krankhafter Befund zu erheben.

Die umfassendste Bearbeitung der paroxysmalen Lähmung stammt von Goldflams (7, 8, 9) Hand; seine drei Mitteilungen stützen sich auf Beobachtungen mehrerer Fälle; es werden in ihnen die ausführlich fixierten Ergebnisse eingehender Untersuchungen wiedergegeben. Durch das hierbei gewonnene Material erfuhr nicht nur die Symptomatologie des Leidens eine wesentliche Bereicherung, sondern auch für seine Pathologie ergaben sich bedeutsame Gesichtspunkte.

In den drei von 1891—1897 herausgegebenen Veröffentlichungen bringt Goldflam Beobachtungen aus zwei Familien. Im ersten Bericht zählt er in der einen Familie elf Personen auf, die von Lähmungen befallen werden; in der dritten Mitteilung konnte er noch sechs Glieder hinzufügen, die er mittlerweile in einem Seitenzweig dieser Familie gefunden hatte. Die erwähnten Fälle traten in vier Generationen auf; die Disposition wurde in direkter und indirekter Filiation an die Deszendenten weitergegeben; sie konnte durch drei Generationen hindurch latent bleiben und in der vierten wieder auftreten. Goldflam hatte Gelegenheit, vier Glieder dieser Familie in gelähmtem Zustand zu sehen, sie zum Teil durch längere und wiederholte klinische Beobachtung eingehend zu untersuchen. — Von einer zweiten Familie, in der drei Geschwister von Lähmungszuständen befallen wurden, handelt die dritte Mitteilung Goldflams.

M. R., ein Junge von 17 Jahren aus der erstgenannten Familie, weist in seiner Anamnese Typhus und durch Otitis media komplizierten Scharlach auf. Die Lähmungserscheinungen setzten bei ihm im 11. Jahre gleich mit einem zu vollkommener Paralyse führenden Anfall ein, der 3 Tage dauerte; seitdem litt er in ungleichen Zwischenräumen an heftigen Anfällen, bei denen einige Male die Bewegungsbehinderung so stark war, daß auch das Aushusten unmöglich war. Auch die von Goldflam beobachteten Anfälle führten meist zu vollkommener Lähmung der Gliedmaßen und Stamm-Muskulatur; nur die Gesichtsmuskulatur und die Augenmuskeln blieben verschont; die Pupillen reagierten normal; die Sphinkteren waren intakt; es fehlten die Reflexe, die elektrische und mechanische Erregbarkeit; weder durch Beklopfen der Muskulatur noch durch Ausüben eines Druckes auf die Nerven konnten während des Anfalls Muskelkontraktionen ausgelöst werden; nur an dem nicht gelähmten Versorgungsgebiet des N. facialis hatte die Anwendung des elektrischen Stromes noch Erfolg. Bei Anfällen von weniger ausgesprochener Lähmung oder im Stadium der Wiederkehr der willkürlichen Beweglichkeit war die elektrische Erregbarkeit nur quantitativ herabgesetzt; qualitative Veränderungen der Zuckungsgesetze waren nicht zu beobachten. Die Prüfung der Sensibilität deckte in dieser Hinsicht durchaus normale Verhältnisse auf; sowohl die oberflächliche wie die tiefe Sensibilität war in allen Qualitäten intakt, auch der Druckschmerz in den Muskeln wurde empfunden. Druckpunkte an Nerven, Wirbelsäule oder an den für die Hysterie manchmal charakteristischen Stellen waren nicht vorhanden. Das Sensorium blieb stets frei; zu Beginn des Anfalls bestand eine gewisse Neigung zu Schlaf. Mit einsetzender Krise kam es zu profusem Schweißausbruch. — Von seiten des Herzens wurde während der Anfälle der ersten Beobachtungsperiode nur eine Verminderung der Pulszahl, bei den späteren Anfällen jedoch bisweilen auch eine Arhythmie, systolisches Blasen an der Basis und Accentuation des zweiten Tones wahrgenommen. — Solange der Anfall bestand, lag die Darmfunktion meist ganz darnieder; es war nicht zu entscheiden, ob die Obstipation durch das Fehlen der Bauchpresse infolge Lähmung der Bauchdecken oder auch durch gleichzeitig bestehende Atonie des Darmtraktus bedingt war; nach künstlich provozierter Darmentleerung schien die Lähmung einige Male rascher zu verschwinden. — Der Urin war stets von Zucker und Eiweiß frei; bei genauerer Analyse ergab sich, daß die Menge der gepaarten Schwefelsäure absolut und relativ zur Gesamtschwefelsäure und deren Alkalisalze während des Anfalls erhöht war; auch eine bedeutende Vermehrung des Indikans zeigte sich, wohl ein Hinweis auf gleichzeitig bestehende erhöhte Darmfäulnis. Ebenso schien die Harnsäure während des Anfalls reichlicher ausgeschieden zu werden, so daß sie auch im Sediment auftrat. Eine eingehende Untersuchung des aus den Anfällen und der Zwischenzeit stammenden Urins wurde durch Thumas nach Bouchards Methode vorgenommen. Durch Injektion der einzelnen Harne in das Zirkulationssystem des Kaninchens sollte ihre jeweilige Giftigkeit für den tierischen Organismus festgestellt werden; dabei richtete Thumas sein Augenmerk besonders darauf, ob sich bei den mit Anfallsurin vergifteten Tieren analoge Lähmungserscheinungen einstellten. Eine Kritik dieser Methode dürfte sich heute erübrigen. Immerhin ist zu erwähnen, daß, wenn auch die Ergebnisse hinsichtlich der Gesamtgiftigkeit des Urins (urotoxischer Koeffizient Bouchards) nicht eindeutig waren, die Injektion des Anfallsurins beim Kaninchen den Verlust des Kniephänomens verursachte; dies war zwar auch die Wirkung des in der Zwischenzeit ausgeschiedenen Urins; aber die hierzu erforderliche Menge war ein Vielfaches derjenigen des Anfallsurins (die Reflexe erloschen nach Injektion von 55, 40, 27, 52, 50, 61, 49, 16 ccm Anfallsurin und erst nach Injektion von 167 und 360 ccm Intervallurin). Durch Versuche mit veraschten Harnen aus Anfall und Intervall glaubte Thumas nachweisen zu können, daß die stärkere spezifische Wirkung des Anfallsurins auf seine organischen Bestandteile zurückgeführt werden müsse; denn die ihrer organischen Bestandteile beraubten Harne zeigten sich dem Tierorganismus gegenüber ohne Unterschied wirksam. In dieser Deutung der Bouchardschen Reaktion stellte sich Thumas in Gegensatz zu Feltz, Ritter, Astazewski, Schiffer, Stadthagen u. a., nach denen die durch das Bouchardsche Verfahren festgestellte Giftigkeit des Urins vor allem auf seinen anorganischen Bestandteilen beruhen sollte.

Auch einige für das Zustandekommen der Lähmungsanfälle wichtige Momente kann Goldflam mitteilen; Magendarmstörungen sollen in dieser Hinsicht schädlich sein; schwer verdauliche Speisen und überhaupt schon ein reichliches Abendessen vor dem Schlafengehen wirken schädlich; auch bedingte Nahrungsaufnahme während des Anfalls selbst gelegentlich eine bedeutende Verschlimmerung. Ferner wird das Erscheinen der Anfälle durch Muskelruhe begünstigt; schon daß die Lähmung meist nachts einsetzte, läßt darauf schließen; diese auch von anderen Autoren angegebene Bedingung prüfte Goldflam bei dem Jungen auf ihre Wirksamkeit, indem er ihn tagsüber längere Zeit stillsitzen ließ; tatsächlich stellte sich das eine Mal eine Parese beider Beine ein, die jedoch durch energische Bewegung nach einer Stunde wieder beseitigt war; bei einem zweiten Versuch schloß sich an die Parese der Beine ein richtiger Lähmungsanfall an, der 3 Tage dauerte. — Als Prodromalzeichen wird ein gewisses Kältegefühl und Jucken an den Gliedern angegeben.

Bei einer späteren Beobachtung des Patienten glaubte Goldflam auch am Intervallstatus gewisse Besonderheiten finden zu können; die Patellarreflexe waren schwer auszulösen; an den Handmuskeln soll die elektrische Reaktion leichte qualitative Veränderungen aufgewiesen haben (am Abduct. pollic. brev. KaSZ = AnSZ bei $1^{1}/_{2}$ Mill. Amp., am Inteross. I AnSZ > KaSZ bei 2,5 Mill. Amp. u. a.).

Eine deutlichere Veränderung der Muskulatur, die auch in der anfallsfreien Zeit anhielt, sah Goldflam bei einem älteren Bruder des Patienten. Sz. R. (28 Jahre alt) wurde vom 18. Lebensjahr an von Lähmungsanfällen heimgesucht; seine auffallend stark entwickelte Muskulatur zeigt sich nur geringer Kraftentfaltung fähig; entsprechend dieser Schwäche ist an einigen Muskeln auch in der anfallsfreien Zeit die elektrische Erregbarkeit herabgesetzt; es sind zur Auslösung von Kontraktionen stärkere Ströme notwendig als normalerweise; auch qualitative Veränderungen sollen bei der elektrischen Untersuchung an einzelnen Muskeln nachzuweisen sein; bei der direkten Reizung des Muskels mit dem galvanischen Strom ein Überwiegen der Anode (an den Handmuskeln), KaSTe wird bei geringen Werten erhalten, beinahe denselben wie AnSZ und AnÖZ; nach KaS erschien zuweilen Nachdauer der Kontraktion. KaÖZ war leicht zu erhalten; die faradische Reizung soll an einzelnen Muskeln träge Zuckungen, bisweilen auch Nachdauer zur Folge gehabt

haben (faradische EaR mit Nachdauer). Bei indirekter Reizung waren die Zuckungen
einzelner Muskeln ebenfalls träge und manchmal von Nachdauer begleitet; auch hierbei
war der KaSTe und AnÖZ schon durch relativ geringe Ströme auszulösen, seltener war
der AnSTe (partielle EaR mit indirekter Zuckungsträgheit nach Erb). Bei mechanischer
Reizung durch Beklopfen des Muskels oder seiner Nerven waren ebenfalls in einzelnen Ge-
bieten nur träge Zuckungen zu erlangen. — Während der Lähmungsanfälle bestand zwischen
den Muskeln, die im Intervall die erwähnten Besonderheiten aufgewiesen hatten, und denen,
die normal reagiert hatten, keine Verschiedenheit; die Lähmung war an ihnen in gleichem
Maße ausgesprochen; eine gewisse Unabhängigkeit der Reaktionsfähigkeit der Muskeln im
Anfall von ihrem dauernden, im Intervall zu beobachtenden Charakter zeigte sich auch
darin, daß die eine partielle EaR mit Nachdauer aufweisenden Muskeln des Fazialisgebietes
in den Anfällen nie gelähmt waren. Andererseits dürfte die Frage aufzuwerfen sein, die ja
früher schon von anderer Seite erörtert wurde, ob träge Zuckungen an sich schon Zeichen
eines abnormen Reagierens des Muskels sind; sie wurden unter gewissen Bedingungen auch
schon bei völlig normalen Muskeln angetroffen. — Bei Sz. R. wurden von Klein an 47 Tagen
sowohl im anfallsfreien Stadium wie auch während der Lähmungsanfälle Blutuntersuchungen
vorgenommen; es ergab sich während der Anfälle eine nicht sehr stark ausgesprochene
Leukozytose (Vermehrung der neutrophilen Leukozyten, Verminderung der eosinophilen);
in der Folgezeit waren jedoch die Lymphozyten bedeutend vermehrt (bis zu 40%), und
auch die Eosinophilen machten im Gegensatz zur Lähmungsperiode einen übernormalen
Prozentsatz der weißen Blutzellen aus. — Bei der mikroskopischen Untersuchung exzidierter
Muskelfragmente (aus M. triceps brach. und teltoides) fanden sich bei beiden Patienten
übereinstimmende Bilder: Auseinanderdrängung der Primitivfibrillen; ein im allgemeinen
ziemlich großes Kaliber der Fasern, ohne daß daneben abnorm kleine angetroffen wurden,
Sarkolemmkerne nicht stark vermehrt, wohl aber zuweilen gegen die Norm verdickt;
Vakuolenbildung in den Fasern, die auf dem Querschnitt rundlichen oder ovalen Hohl-
räume sind mit einer scholligen oder glasigen Masse angefüllt. Das interstitielle Bindegewebe ist nicht vermehrt und zeigt keine Spuren einer bestehenden oder abgelaufenen entzündlichen Reaktion.

In der dritten Mitteilung bringt Goldflam Untersuchungsbefunde von zwei weiteren
Gliedern der Familie; sie decken sich sowohl in Bezug auf die allgemeine Konstitution als auch
hinsichtlich der Anfälle selbst völlig mit den bei ihren Vettern M. und Sz. R. erhobenen Befunden.
Untersucht wurde der 22jährige J. Cz. und dessen $7^1/_2$jähriger Bruder. Ersterer hatte seit
seinem 8. Lebensjahr Lähmungsanfälle, mit zunehmendem Alter in kürzeren Intervallen.
Als Anzeichen eines sich einstellenden Anfalls verspürte er jeweils abends schon eine gewisse Müdigkeit in den Gliedern; in diesem Stadium konnte die Ausbreitung der Lähmung
durch forcierte Bewegung oder Massage verhindert werden; legte er sich aber der Müdigkeit folgend zu Bett, so erwachte er nach einigen Stunden meist schon völlig gelähmt. Für
das Entstehen des Anfalls soll der Füllungszustand des Magens wichtig sein; reichliche Mahlzeiten des Abends werden als schädlich bezeichnet; J. Cz. nahm mit Rücksicht darauf abends
immer nur wenig Nahrung zu sich. — Seine voluminöse Muskulatur vermag nur geringe Kraft
zu entfalten; auch bei ihm zeigt sich in der Zwischenzeit an einzelnen Muskeln eine gewisse
Trägheit der durch den elektrischen Strom ausgelösten Zuckungen; auch sind KaÖ-Dauer
und KaS-Tetanus schon bei geringer Stromstärke zu erlangen; ein Unterschied zu den bei
den Gebrüdern R. festgestellten Besonderheiten der elektrischen Reaktion schien darin zu
liegen, daß bei J. Cz. die tonischen Kontraktionen leichter bei indirekter Reizung auftraten,
während sie bei jenen durch Reizung vom Nerven aus mit geringerer Stromstärke zu erlangen waren. Goldflam verglich die hier aufgefundene Entartungsreaktion mit dem von
Remack und Marina aufgestellten Typus der neurotonischen EaR; wohl ist für beide
Reaktionen die Disposition zum frühen Erscheinen des KaS-Tetanus gemeinsam, doch sind
tonische Kontraktionen bei der neurotonischen EaR nur durch indirekte Reizung vom
Nerven aus zu beobachten; auch ist an Stelle des leicht auszulösenden AnÖ-Tetanus der
neurotonischen Reaktion für die von Goldflam beobachtete EaR das Vorwiegen des KaS-
Tetanus und der KaÖZ charakteristisch. — Die Muskulatur des J. Cz. und seines Bruders,
der auch schon an Anfällen litt, wies dieselben histologischen Veränderungen auf, wie oben
beschrieben; die großen Fasern ließen die Primitivfibrillen deutlicher als normal erkennen,
zwischen ihnen waren die Cohnheimschen Felder verbreitert; auf Querschnitten sah man

Vakuolen, die meist mit einer glasartigen, sich nicht färbenden Masse angefüllt waren; seltener war die eingelagerte Substanz von körniger Beschaffenheit und konnte mit Karmin und Eosin gefärbt werden. Die Kerne standen zuweilen gegen das Zentrum der Fasern zu; Das Interstitium zeigt keine Hyperplasie. Die auf Schnitten getroffenen Nerven weisen keine Besonderheiten auf.

In einer anderen Familie, in der Goldflam die paroxysmale Lähmung vorfand, waren von 6 Geschwistern 3 mit dem Leiden behaftet; es waren dies die drei ältesten im Alter von 28, 25 und 22 Jahren, während die drei jüngeren bis dahin von Anfällen frei geblieben waren; in aufsteigender Linie konnte keine ähnliche Erkrankung festgestellt werden.

Bei dem ältesten Sohn und einer Tochter beobachtete Goldflam typische Erscheinungen der paroxysmalen Lähmung. Ein Zusammenhang der Lähmungsanfälle mit der Magendarmfunktion schien auch ihnen gegeben zu sein; auch Erkältung infolge Durchnässung soll das Auftreten des Anfalls begünstigt haben. — Die mikroskopische Untersuchung der Muskulatur ergab den gleichen histologischen Befund wie bei den übrigen Patienten, die Goldflam daraufhin untersucht hatte. Die hypervoluminöse, jedoch schwache Muskulatur des ältesten Sohnes zeigte im Intervall gleichfalls veränderte elektrische Reaktionsfähigkeit; es erschienen an einzelnen Muskeln sowohl bei direkter wie indirekter Reizung mit faradischen und galvanischen Strömen tonische Kontraktionen. — Während eines Lähmungsanfalls des Mannes konstatierte Goldflam Albuminurie; auch bei seiner Schwester trat diese Nierenkomplikation in einem Anfalle auf. Bei ihr waren während der Lähmung auch gewisse Erscheinungen am Herzen zu beobachten, die nach dem Anfall vermißt wurden: systolisches Geräusch an der Spitze und ein beschleunigter, irregulärer und inäqualer Puls; aus der Dämpfungsfigur konnte man auf keine gleichzeitig bestehende Dilatation schließen, wie sie von anderen Autoren verzeichnet wurde.

Goldflam kam in seinen Arbeiten auf Grund längerer Erwägungen zum Schluß, daß die paroxysmale Lähmung wahrscheinlich durch eine Autointoxikation bedingt sei; ein Eingehen auf den theoretischen Teil seiner Arbeiten erscheint jedoch erst an späterer Stelle geboten; hier seien lediglich deskriptive Zwecke verfolgt.

Einen Fall von familiärem Vorkommen der paroxysmalen Lähmung berichtet Hirsch (10). Mutter und Sohn waren mit dem Leiden behaftet. An den Anfällen des Sohnes ist das Auftreten einer ausgedehnten akuten Dilatation des im Intervall normalen Herzens bemerkenswert; die absolute Herzdämpfung war während des Anfalls sowohl nach rechts wie nach links erweitert. Für den intervallären Status der Muskulatur wird deren völlig normale Funktionstüchtigkeit hervorgehoben.

Außer den zuletzt angeführten Mitteilungen, die hauptsächlich in Rußland und Polen vorgefundene Fälle von paroxysmaler Lähmung zur allgemeinen Kenntnis bringen, verdient eine Reihe von Veröffentlichungen amerikanischer Autoren Berücksichtigung. Seit Anfang der 90er Jahre kamen auch in Nordamerika mit diesem Leiden behaftete Individuen in ärztliche Beobachtung. Von dem ersten sicheren Fall berichtet Burr (11), von einem 30jährigen Manne, der als einziger in seiner Familie von Lähmungsanfällen betroffen wurde. Bemerkenswert ist die lange Dauer seiner Anfälle; 1—7 Tage hielt die Lähmung bei ihm an; auch ist zu erwähnen, daß bei ihm die eine Körperhälfte manchmal stärker ergriffen war als die andere, ohne daß sich jedoch das Bild einer wirklichen Hemiplegie entwickelt hätte; dem Unterschied in der willkürlichen Motilität entsprach dann auch ein ungleiches Verhalten der Reflexe; während auf der einen Seite der Patellarreflex eben noch schwach angedeutet war, wurde er auf der anderen stärker gelähmten Seite völlig vermißt.

Diesem sporadischen Fall konnte Taylor (12) eine Mitteilung über das

familiäre Vorkommen der paroxysmalen Lähmung zur Seite stellen. In einer
größeren Arbeit berichtete er über eine Familie, in der das Leiden schon in fünf
Generationen aufgetreten war. Die erbliche Disposition wurde sowohl in männ-
licher wie weiblicher Linie weitergegeben; sie blieb immer bis zur Pubertät
latent und äußerte sich dann in verschieden starkem Grade bis in die vierziger
und fünfziger Jahre; im späteren Alter trat sie zurück. Die klinischen Beobachtungen konnte Taylor an zwei der jüngsten Deszendenten anstellen.

J.-T. S., 19jähriger Student; Anamnese belanglos außer Kinderkrankheiten. Seit dem
14. Jahre litt er an Lähmungsanfällen; die Bewegungsbehinderung erstreckte sich auf Gliedmaßen, Rumpf und Hals; selbst Husten und Niesen war unmöglich; doch wurde die Sprache
und der Schluckakt nicht beeinträchtigt; auch die Gesichtsmuskeln blieben frei, obgleich
auch an ihnen die elektrische Reaktionsfähigkeit herabgesetzt war. Während des Anfalls
bestand Obstipation und Harnverhaltung. Im Urin selbst konnte bei chemischer Analyse
außer Vermehrung der Indoxylstoffe nichts Besonderes festgestellt werden. — Als be-
günstigendes Moment für das Auftreten von Lähmungsanfällen werden vorausgehende
Überanstrengungen genannt; jedoch breitet sich der Anfall erst in der auf Überanstrengung
folgenden Ruhezeit aus, nicht unmittelbar nach dieser. Beginnende Lähmungsanfälle
konnten in einem gewissen Stadium durch Bewegung hintangehalten werden.
In der anfallsfreien Zeit bot J. das Bild völliger Gesundheit; seine Muskulatur war gut
entwickelt und zeigte bei Ausübung von Sport eine dem Volumen entsprechende Leistungsfähigkeit; bei physikalischer Untersuchung ergaben sich normale Befunde; weder quantitativ noch qualitativ war irgendwelche Veränderung der elektrischen Reaktionsfähigkeit
nachzuweisen; als bei einzelnen Prüfungen größere Stromstärke angewandt werden mußte,
konnte dies einwandfrei auf erhöhten Hautwiderstand zurückgeführt werden.
Seine 24jährige Schwester G. bot in anfallsfreier Zeit ebenfalls keinen krankhaften Befund. Sie litt seit ihrem 12. Jahr an Lähmungserscheinungen; erstmals zeigten sich diese
in Parese der Beine; später kam es zu Anfällen, in denen sich eine vollständige Lähmung
ausbreitete; selbst die Gesichtsmuskeln sollen einige Male betroffen gewesen sein, jedoch
nicht so stark wie die übrige Muskulatur. Ein Anfall zeichnete sich durch besondere Schwere
aus; es wurde durch die Lähmung auch der Respirationsapparat ergriffen, so daß es zu
dyspnoischen Erscheinungen kam, und künstliche Atmung notwendig wurde; in diesem
Anfall war auch das Bewußtsein gestört; für den besonders schweren Verlauf dieses Anfalls
wurde ein Medikament, das die Patientin abends zuvor gegen Kopfschmerz eingenommen
hatte (some headache medicine), verantwortlich gemacht.

Taylor hatte bald darauf Gelegenheit, sich auch an der klinischen Untersuchung eines Falles aus einer anderen Familie zu beteiligen, über die Mitchell (13)
im folgenden Jahre Mitteilung machte. In dieser Familie waren sieben Personen,
die drei Generationen angehörten, mit paroxysmaler Lähmung behaftet. Der
Großvater des in der Klinik beobachteten C.-H. J. hatte nur in der Jugend
leichte Anfälle; sein Vetter jedoch stärkere, die zu völliger Lähmung führten;
von seinen sechs Kindern blieben die drei ältesten vom Leiden verschont; unter
den drei jüngeren, die von Anfällen betroffen wurden, befand sich auch die
Mutter des beobachteten Patienten. Sie hatte seit dem 14. Jahr an Lähmungsanfällen gelitten, die jeweils durch einen prodromalen Schwächezustand der
Muskulatur angekündigt worden waren. In den späteren Jahren nahm die
Frequenz der Anfälle ab, vom 38. Jahr an sind sie völlig ausgeblieben; sie bemerkte seinerzeit (44 Jahre alt) nur eine leichte Schwäche in den Beinen beim
Aufstehen und Unsicherheit beim Gehen im Dunkeln. Außer einer gewissen
Erschwerung der Auslösbarkeit des Patellarreflexes konnte Mitchell bei ihr
jedoch weder auf dem Gebiet der Motilität noch dem der Sensibilität einen
krankhaften Befund erheben.

Bei dem 19 Jahre alten C.-H. J. war die Disposition latent geblieben, bis er im 14. Lebensjahr erstmals gelähmt war; die Lähmungsanfälle kehrten anfangs selten, später öfters wieder. Es wird der ausgezeichnete Gesundheitszustand in der anfallsfreien Zeit hervorgehoben (admirable physicial condition) und, was Mitchell beim Fahnden nach etwa mitspielenden psychogenen Momenten wichtig schien, sein ganzes Verhalten zeugte von psychischer Gesundheit und Ausgeglichenheit (perfectly well balanced, wholesome moral tone of the patient). — Die beobachteten Anfälle boten das typische Bild der paroxysmalen Lähmung. Der Verlust der Reflexerregbarkeit schien dem Ausbleiben der willkürlichen Bewegungen ein wenig vorauszugehen. Die elektrische Untersuchung mit allen Methoden hatte ein durchaus negatives Ergebnis; daran änderte sich auch nichts, wenn zur Verminderung des Hautwiderstandes die betreffende Hautstelle längere Zeit in Wasser getaucht worden war; selbst wenn die Elektrode in Form einer goldenen Nadel in das Muskelparenchym eingestochen wurde, konnte mit den normal starken Strömen keine Kontraktion ausgelöst werden. — Die tiefe Respiration, Husten und Niesen war im vollkommenen Anfall unmöglich; die Atmung schien nur noch durch das Zwerchfell bewerkstelligt zu werden. Eine gewisse Beeinträchtigung erfuhr auch die Herztätigkeit; der Puls war manchmal gespannt und mitunter, wie sphygmographische Kurven zeigten, auch dikrotisch; der 2. Pulmonalton war gespalten; bei vollständiger Exspirationsstellung hörte man über der Aorta ein systolisches Geräusch; dieser Herzbefund wurde auch durch die Untersuchung von Da Costa autorisiert. Die Harnanalyse wurde durch Taylor vorgenommen; sie ergab, daß die Harnsäureausscheidung während des Anfalls bald vermehrt, bald vermindert ist, die Ausscheidung der übrigen Purinstoffe jedoch während jedem Anfall vermehrt und nur kurz hernach vermindert ist. Die Menge der ausgeschiedenen Alkali- und Erdalkaliphosphate war während des Anfalls und im Intervall zugunsten der Erdalkalien invertiert. Auch das Verhältnis der präformierten Sulfate zu der gepaarten Schwefelsäure verschob sich in einem Anfall zugunsten der letzteren. Die mit Anfallsurin angestellte Untersuchung auf Ptomaine und Alkaloide (nach Brieger und Baumann-Udawsky) hatten ein negatives Ergebnis; auch bei Prüfung der Toxizität des Anfallsurins nach Bouchards Methode am lebenden Tier gelangte Taylor zu keinem eindeutigen Resultat. — Das Blutbild bot keine oder nur unwesentliche Veränderungen (Untersuchung durch Alfred Stengel). Aus Versuchen mit Serum aus der Anfallszeit, die Stengel an Kaninchen vornahm, glaubte er ebenfalls auf keine erhöhte Toxizität schließen zu dürfen.

Schon im folgenden Jahr erschienen in Amerika zwei weitere Arbeiten, durch welche die Kenntnis der paroxysmalen Lähmung gefördert wurde; aus Putnams (14) Mitteilung geht hervor, daß dies Leiden selbst bei Individuen mit außerordentlich stark entwickelter Muskulatur, die auch zu größter Leistung fähig ist, auftreten kann; auch überzeugte sich Putnam durch mehrmalige Untersuchung in anfallfreier Zeit, daß die Muskeln in jeder anderen Beziehung, beim Auslösen von Reflexen, bei faradischer und galvanischer Reizung durchaus normal reagierten. Hinsichtlich der für das Auftreten der Anfälle günstigen Bedingungen führt Putnam reichliche Mahlzeiten und Ruhe an, wodurch erklärt wird, weshalb sich die Lähmungsanfälle besonders häufig nach Sonn- und Feiertagen einstellten. Hingegen blieben zu Zeiten andauernder Körperbewegung (z. B. auf einer zwei Monate dauernden Radtour, bei der oft täglich 80 Meilen zurückgelegt wurden) Lähmungserscheinungen vollkommen aus. Waren die ersten Anzeichen einer beginnenden Lähmung wahrzunehmen, so konnte der Anfall auch von diesem Patienten bisweilen durch energische Bewegung unterdrückt werden; wenn solche Versuche mißlangen, und es hernach trotzdem zu einem Anfall kam, nahm dieser zumeist einen besonders heftigen Verlauf; selbst Atem- und Gesichtsmuskulatur wurden dann betroffen; der Patient konnte einige Male nur noch Lippen und Augen bewegen. — Während der ersten Stunde des Anfalls litt der Patient meist unter Oppressionsgefühl; sein Gesicht

war blaß, seine Hände fühlten sich kalt an. Herzstörungen wurden nicht beobachtet.

In der anderen Arbeit berichtet Crafts (15) von einem Fall von paroxysmaler
Lähmung, den er schon seit sieben Jahren in ärztlicher Beobachtung hatte; es
war wie der von Putnam veröffentlichte ein sporadisch auftretender Fall;
in der Familie des Patienten ließ sich bis in die vierte Generation zurück kein
ähnliches Leiden auffinden; väterlicherseits schien eine allgemeine neuropathische
Belastung zu bestehen. Bemerkenswert an diesem im übrigen typischen Fall
ist die Feststellung, daß das Auftreten von Lähmungsanfällen mit Durchnässung
und Verdauungsstörungen in Zusammenhang stand. Gewisse schwer verdauliche Speisen (Pasteten, manche Konserven, Käse) mied der Patient, weil er auf
den Genuß solcher Speisen erfahrungsgemäß einen Lähmungsanfall zu gewärtigen
hatte. Daß eine Magenstörung während des Anfalls vorliegt, glaubte Crafts
auch aus dem Vorkommen von galligem Erbrechen schließen zu können. Blut,
Urin und Fäzes wurden durch Irwin eingehend untersucht. Im Blutbild war
nichts Abnormes festzustellen; der Urin enthielt zur Zeit des Anfalls eine ver-
mehrte Menge von Harnsäure und Purinbasen; die Erdalkaliphosphate und Alkali-
phosphate standen in umgekehrtem Mengeverhältnis als normal; ebenso war
das Ausscheidungsverhältnis der Sulfate nach der zyklisch gebundenen Schwefelsäure hin verschoben. Die Analysen der Fäzes nach Brieger, Otto Stas und
Dragendorff erbrachten keine eindeutigen Resultate.

In gleicher Weise wurde ein Fall von paroxysmaler Lähmung, der sich in
England fand, durch Singer und Goodbody (16) durchuntersucht; auch sie
konnten bei der chemischen und physiologischen Untersuchung der Exkrete
keinen belangreichen Befund erheben. Zusammen mit dem sich bietenden
klinischen Bild gaben Singer und Goodbody eine umfangreiche Darstellung
des bis dahin in England unbekannten Leidens. Als Besonderheiten ihres Falles
sei das zeitweilige Ergriffensein der Levator palpebrae sup. in ganz schweren
Lähmungsanfällen und durch akute Dilatation bedingte Herzstörungen erwähnt. Die kräftig entwickelte Muskulatur des Patienten zeigte in der Zwischenzeit nichts Abnormes. — Außer diesem sporadischen Fall wird aus England
durch Buzzard (17) auch ein familiäres Vorkommen des Leidens berichtet;
es waren eine Frau und ihre zwei Kinder (Jungen von 12 und 13 Jahren) mit
diesem Leiden behaftet; in weiter zurückliegende Generationen konnte die
Heredität nicht verfolgt werden. Die ersten Lähmungserscheinungen stellten
sich bei den Kindern außergewöhnlich früh, schon im zweiten Lebensjahr ein;
gegenüber dem sonst beobachteten erstmaligen Erscheinen von Anfällen erst
im späteren Kindesalter und in der Pubertät muß dies als Ausnahme bezeichnet
werden.

In Frankreich stand der Erfassung der paroxysmalen Lähmung als besonderer
Krankheit lange eine durch Arbeiten von Bataille und Cavaré begründete
Anschauung von einer „Paralysie paludéenne" hinderlich im Wege; die Lähmungsanfälle sollten als Äquivalente von Malariakrisen anzusehen sein. Die
in der ausländischen Literatur erschienenen Arbeiten, durch die diese Ätiologie
widerlegt wurde, gingen oft gar nicht in die französische Literatur über oder
wurden jener Theorie zuliebe modifiziert aufgenommen; wie einem Feuilleton,
das Cheinisse (18) später in der Semaine médicale schrieb, zu entnehmen ist,

wurde z. B. die von Westphal publizierte Arbeit in der Revue des sciences
médicales unter dem willkürlich geänderten Titel „Paralysie périodique d'origine
palustre" aufgenommen, — „par suite d'une de ces inexactitudes qui malheureusement ne sont que trop fréquentes dans les recueils d'analyses" (Cheinisse);
auf Grund solcher Referate führen auch Grosset und Rancier (19) die paroxysmale Lähmung als ein Symptom der Malaria an.

Eine Wandlung der Anschauungen über die paroxysmale Lähmung vollzog
sich dort allgemein erst, als Oddo und Audibert (20, 21) im Jahre 1901 ihre
Beobachtungen veröffentlichten, die sie an Personen einer mit diesem Leiden
behafteten Familie gemacht hatten. Durch Taylor, dessen Arbeit ihnen bekannt war und sie veranlaßte, dem Krankheitsbild eine besondere Stellung
zuzuweisen, erhielten sie Einblick in die Literatur des Leidens. Ihre später in
weiterem Rahmen gegebene Darstellung berücksichtigt deshalb außer eigenen
Beobachtungen auch die von den amerikanischen Forschern mitgeteilten Befunde.

Das Leiden trat in der Familie des Patienten G. in drei Generationen auf; Großmutter,
Mutter und deren älteste Schwester waren außer ihm damit behaftet; von letzterer ist zu
erwähnen, daß bei ihr während und einige Zeit nach der Gestationsperiode die Anfälle ausblieben; bei der Großmutter und Mutter des Patienten wurden die Anfälle in späteren Jahren
selten und setzten schließlich ganz aus.

Die Untersuchung des Patienten zeigte im Anfall die bekannten Erscheinungen typisch
ausgeprägt. In schweren Anfällen waren auch die Sprache und der Schluckakt erschwert.
Auch in diesem Fall wies das Blutbild keine abnormen Formen und Zahlenverhältnisse
auf; im Urin, der eingehend analysiert wurde, vermißte man einen spezifisch pathologischen
Befund. — Die Herztätigkeit war während der Anfälle nicht wesentlich beeinträchtigt. —
Aus den Angaben über die elektrische Prüfung ist hervorzuheben, daß in gewissen Stadien
des Anfalls die indirekte Reizung vom Nerven aus noch relativ leichter vor sich ging, als
die bei direkter Applikation des Stromes auf den Muskel selbst hervorgerufene Zuckung;
auch wurde nach längerem Faradisieren des Muskels eine gewisse Erhöhung der Reaktionsfähigkeit dem galvanischen Strom gegenüber festgestellt, so daß galvanische Ströme, die
zuvor wirkungslos waren, nun Kontraktionen auslösen konnten. Bei der Wiederkehr der
willkürlichen Motilität blieb die elektrische Erregbarkeit noch einige Zeit unter der Norm;
erst nach 7 Stunden zeigten sich auch darin wieder normale Verhältnisse. Über therapeutische
Versuche mittels elektrischer Ströme, die Oddo zusammen mit Darcourt (22) am Patienten
vorgenommen hat, findet sich eine Mitteilung im Archive d'électricité médicale; ein günstiger
Einfluß soll sich daraus ergeben haben; dem stehen die Ergebnisse von Versuchen anderer
Autoren gegenüber, die einen günstigen Einfluß des elektrischen Stromes vermißten oder
sich bisweilen sogar von gegenteiliger Wirkung überzeugen konnten.

Seit Beginn dieses Jahrhunderts berichtet auch die Wiener Klinik über vereinzelte Fälle von paroxysmaler Lähmung; Donath (23) teilte den ersten derartigen mit. Er rechnet die beobachteten Lähmungserscheinungen zwar zu den
posttraumatischen; doch dürfte den angeführten Untersuchungsbefunden nach
die hier beschriebene paroxysmale Lähmung vorliegen. Das Fehlen der Reflexe
und der elektrischen Erregbarkeit schließen eine psychogene Lähmung aus.
Wollte man freilich die an jener Patientin beobachteten Symptome wie Anisochorie und konzentrische Einengung des Gesichtsfeldes als Zeichen einer psychopathischen Veranlagung deuten, so mußte eine solche als gleichzeitig mit
der paroxysmalen Lähmung bestehend angenommen werden; es stünde dieser
Befund in Analogie mit dem gelegentlichen Zusammentreffen anderer organischer
Erkrankungen mit der psychopathischen Veranlagung. Im vorliegenden Fall

wurden die Lähmungsanfälle durch Erkältung, Durchnässung, Muskelruhe, starke Gemütsbewegungen in ihrem Auftreten begünstigt. Für das letztere Moment führte Donath als Beispiel an, daß sich der erste komplette Lähmungsanfall bei der Patientin eingestellt habe, nachdem sie sich drei Tage zuvor bei einem Unfall auf der Straßenbahn eine Distorsion des Fußes zugezogen hatte und zu Bett liegen mußte; da aber auch durch längeres Liegen und Sitzen allein, wovon sich Donath überzeugte, ein Anfall provoziert werden konnte, so dürfte auch bei jenem ersten starken Anfall eher die Muskelruhe als die zurückliegende Gemütsbewegung wirksam gewesen sein. — Die Annahme einer Intoxikation schien Donath auf Grund von Tierversuchen nicht berechtigt zu sein; allerdings ging er bei seinen Versuchen von einer zu eng gefaßten Fragestellung aus, indem er von vornherein dem hypothetischen Gift den Wirkungscharakter des Kurare zuschrieb; Kurare durfte jedoch nicht zum Vergleich herangezogen werden, denn es bewirkt, wie Donath später mit Lukaes (24) zusammen durch Versuche an kurarisierten Tieren selbst feststellte, kein Erlöschen der direkten elektrischen Muskelerregbarkeit, wie dies für die paroxysmale Lähmung charakteristisch ist.

Von Interesse sind auch die aus Wien stammenden Mitteilungen über einen Fall, der längere Zeit von Infeld (25) und später auch von Schlesinger (26) beobachtet wurde; es wird eine in den Lähmungsanfällen zuweilen einsetzende Albuminurie erwähnt; auch starke Azetonausscheidung konnte Infeld bei manchen Anfällen feststellen, wobei eine alimentäre Azetonurie auszuschließen war. In einem Anfall fand Infeld gegen Ende, als die Motilität zurückkehrte, an Stelle der vorherigen Schlaffheit der Muskulatur an den Wadenmuskeln bedeutende Spasmen. — Reichliche Nahrungsaufnahme, besonders der Genuß fetthaltiger Speisen, ist in Verbindung mit mangelnder Körperbewegung auch bei diesem Patienten von schädlicher Wirkung; auch bei ihm wurden die Anfälle besonders oft nach Sonn- und Feiertagen beobachtet.

Aus dem von Fuchs (27) vor dem Verein für Psychiatrie und Neurologie zu Wien referierten Untersuchungsmaterial seien nur die Angaben über den Zustand des Herzens wiedergegeben; im Anfall zeigte sich eine akute Dilatation; an der Hand von Diagrammen, die er im Intervall und während der Anfälle aufgenommen hatte, konnte diese mit Sicherheit nachgewiesen werden.

In den folgenden Jahren gelangten in verschiedenen Ländern noch einige Fälle von paroxysmaler Lähmung in ärztliche Beobachtung. Einer Mitteilung von Mailhouse (28) über einen in Amerika festgestellten Fall ist nichts Bemerkenswertes zu entnehmen. Der Erwähnung bedürfen jedoch Besonderheiten in dem von Cramer (29) veröffentlichten Befund. Dieser Fall zeichnet sich schon dadurch aus, daß die Lähmungsanfälle erst im späteren Alter (mit 60 Jahren) zum ersten Mal erschienen; die im übrigen typischen Anfälle gingen mit Glykosurie einher (bis zu 2% Sacch.). Es konnte auch ein enger Zusammenhang mit der Nahrungsaufnahme nachgewiesen werden: wurde als Tagesportion 108 g Eiweiß, 86 g Fett und 310 g Kohlenhydrate gegeben, so blieb der Patient anfallsfrei; Lähmung und Glykosurie stellten sich jedoch ein bei einer Ration von 133 g Eiweiß, 87 g Fett, 470 g Kohlenhydrate.

Auch in einer Arbeit von Orzechowski (30) finden sich Angaben über die Auslösbarkeit von Lähmungsanfällen.

Bei einem mit paroxysmaler Lähmung behafteten Individuum konnte Orzechowski durch Injektion von Adrenalin typische Anfälle hervorrufen; andererseits bemerkte er,

daß bei Anwendung von Pilokarpin während des Anfalls die Intensität der Lähmung herabgesetzt und die Dauer vermindert wurde; dabei zeigte sich bei dieser Person eine größere
Toleranz dem Pilokarpin gegenüber, als der Norm entspricht; 0,01 g blieb noch ganz ohne
Wirkung, 0,04 g (in einer halben Stunde injiziert) führte nur zu gesteigerter Salivation und
Transpiration; Herzstörungen, die sonst bei dieser Dosis in bedrohlicher Stärke auftreten,
blieben gänzlich aus. — Orzechowski ist der Überzeugung, daß für das Zustandekommen
von Anfällen Drüsensekrete eine Rolle spielen.

Aus den letzten Jahren liegen noch zwei Publikationen über sichere Fälle
von paroxysmaler Lähmung vor, von Sugar (31) und Gatti (32); sie fügen dem
Krankheitsbild nichts Neues hinzu. Der von Gatti beobachtete Patient dürfte
nach seiner Herkunft und den genealogischen Angaben zu schließen der von
Goldflam beschriebenen Familie angehören; seine Anfälle waren durch stark
ausgesprochene Herzstörungen ausgezeichnet.

Es erübrigt nun zur klaren Abgrenzung des Krankheitsbildes die Erwähnung von Fällen, deren Zugehörigkeit zu dem hier beschriebenen Leiden zweifelhaft ist, oder die mit Sicherheit davon ausgeschieden werden können. Daß manche
dieser Fälle in früheren Arbeiten hinzugerechnet wurden, verursachte eine gewisse Unklarheit der Symptomatologie und erschwerte das Gewinnen einheit-
licher Fragestellungen in der Pathologie des Leidens.

So wurden gelegentlich bei Malariakrisen beobachtete Lähmungserscheinungen
zu unserem Syndrom gezählt, woraus sich dann die in vielen Arbeiten disku-
tierte Frage ergab, ob nicht die paroxysmale Lähmung überhaupt eine larvierte
Malaria sei. Lagen schon bei der paroxysmalen Lähmung keinerlei Anhaltspunkte (Plasmodien, Milztumor usw.) für Malaria vor, so wurde andererseits
auch die Ungleichheit des klinischen Bildes bei Malarialähmungen nicht berücksichtigt. Diese letzteren wurden erstmals im Jahre 1815 von Seiler (33)
beschrieben, später auch von Batailles (34); da die neueren diagnostischen
Hilfsmittel noch nicht angewandt wurden (Reflexe, elektrische Prüfung), lassen
sich die dort beschriebenen Lähmungserscheinungen von vornherein nicht mit
der paroxysmalen Lähmung identifizieren. Auch der von Cavaré (35) mitgeteilte Fall, der in der späteren Literatur der paroxysmalen Lähmung eine große
Rolle spielt, ist von diesem Leiden zu sondern; denn in jenen Krisen traten außer
der Lähmung der Glieder auch Anästhesie und Bulbärerscheinungen auf; durch
Chinin konnten die Anfälle verkürzt und ihre Wiederkehr verhindert werden.
Die Annahme eines plasmodischen Ursprungs lassen auch die von Romberg (36)
beschriebenen Lähmungserscheinungen zu [von Erb (37) in seinem Handbuch
der Krankheiten des Nervensystems erwähnt]; sie gingen mit Sphinkteren-
inkontinenz einher; durch Chinineinnahme konnten sie unterdrückt werden;
zu der paroxysmalen Lähmung dürften deshalb auch sie nicht gerechnet werden;
ebensowenig die in Malariakrisen von Rockwell (38) beobachteten ausgesprochen
hemiplegischen Lähmungen.

Zwei weitere Beobachtungen von intermittierender Lähmung wurden von
manchen Autoren ebenfalls zu Unrecht in das Krankheitsbild der paroxysmalen
Lähmung aufgenommen. Die von Gibney (39) stammende Mitteilung führt
eine zeitweise auftretende Lähmung an, die von heftigen Muskelschmerzen,
Hyperästhesie, sensorischen Störungen und Abschuppung der Haut begleitet
waren; das Bild der Lähmung wie auch ihre lange Dauer (zuweilen monatelang)

unterscheidet diese Erkrankung deutlich von der paroxysmalen Lähmung. Gesondert zu stellen ist auch ein Fall, über den Hartwig (40) ausführlich berichtete. Nach vorausgegangener Malaria stellten sich zuerst in Cotidiana-, dann in Tertianafrequenz Lähmungsanfälle ein; die Lähmung war jedoch zuweilen eine tonische, es kam manchmal zu Kontrakturen der gelähmten Glieder; auch traten Parästhesien auf, die Pupillen waren im Anfall öfters ungleich, oder es bestand Miosis; Chinin machte den Patienten anfangs anfallsfrei, hatte später jedoch keine Wirkung mehr.

Außer diesen zu Malaria in Beziehung stehenden Lähmungsanfällen muß noch eine andere Reihe von Fällen aus unserer Nosographie ausgeschieden werden, weil sie in wesentlichen Punkten von dem hier beschriebenen Leiden abweichen; ihr Bild weist deutlich auf Störungen des Zentralnervensystems hin und beschränkt sich nicht immer auf den motorischen Apparat. Da sie aber von Bornstein (41, 42) der paroxysmalen Lähmung zur Seite gestellt und eine ihrem Wesen entsprechende Theorie auch in die Pathologie unseres Leidens übertragen wurde, ist ihre Erörterung an dieser Stelle angezeigt. Aus der ersten Mitteilung Bornsteins über die von ihm beobachteten Lähmungsanfälle braucht nur hervorgehoben zu werden, daß die völlig gelähmten Muskeln auf direkte und indirekte Reizung durch galvanischen Strom mit normalen Kontraktionen antworteten; schon daraus geht hervor, daß hier eine ganz andere Art von Lähmung vorliegt, als bei der paroxysmalen. Auch in einem anderen Fall, der zuerst von Schachnowitsch (43) beobachtet worden war, boten die Muskeln im gelähmten Zustand ein wesentlich anderes Bild als bei dem hier beschriebenen Leiden; sie waren hypertonisch und zeigten fibrilläre Zuckungen; auch traten neben den motorischen Störungen sensible auf. In späteren Jahren überwogen die Reizungserscheinungen; die Lähmung blieb aus; an ihrer Stelle erschienen Anfälle von epileptischem Charakter, an denen auch der Vater und der Bruder des Patienten gelitten hatten; der Vater war im Status epilepticus gestorben. In einem anderen Fall, über den Bornstein berichtet, waren bis zum achten Jahr Krampfanfälle häufig gewesen, an ihrer Stelle traten dann Lähmungserscheinungen auf; jedoch zeigen auch diese Anfälle für die paroxysmale Lähmung durchaus uncharakteristische Symptome; die Reflexe waren gesteigert, es konnte zuweilen sogar ein Patellarklonus ausgelöst werden. Weiteres Material für seine Theorie entnahm Bornstein den Arbeiten von Higier (44, 45) und Féré (46); auch die von ihnen mitgeteilten Fälle sind durch einen anderen Typus von Lähmung von dem hier beschriebenen Leiden unterschieden; in dem einen alternierten die Lähmungsanfälle mit Krampfanfällen; während der Lähmung waren die Reflexe lebhaft, Parästhesien wurden wahrgenommen; in den anderen mitgeteilten Fällen kam es zu hypertonischer Lähmung, auf die im Intervall zuweilen Kontrakturen und paretische Zustände der Muskulatur folgten; die von Féré mitgeteilten, anfallsweise auftretenden Paraplegien der Beine gehören ebensowenig zu unserem Krankheitsbild, da sie mit Verlust der Sensibilität in den gelähmten Partien einhergingen. Für all diese Erscheinungen durfte Bornstein zentrale Störungen als Ursache annehmen; die von Pierre Marie aufgestellte Analogie zwischen Epilepsie und zerebraler Kinderlähmung ließ es ja schon als möglich erscheinen, daß die Ganglienzellen des Zentralnervensystems auf einen Reiz sowohl mit Erregung als auch mit Lähmung antworten können; auch pharmakologische Versuche liefern dafür einwandfreie Beweise. Die nahe Beziehung der zuletzt angeführten Fälle zur Epilepsie rückte die Vermutung nahe, diese Lähmungsanfälle seien epileptische Äquivalente, deren Vorkommen auch von Oppenheim, Kraus, Binswanger, Diehl, Marchand-Olivier erwähnt wird. — Wie weit dies zutrifft, sei hier nicht entschieden; es mußte an dieser Stelle nur festgestellt werden, daß diese Gruppe von Fällen nicht in unser Syndrom gehört, und daß deshalb die Übertragung einer auf sie begründeten Theorie auf die paroxysmale Lähmung nicht statthaft ist.

Als atypisch ist ein von Bennet (47) und später von Rich (48) geschildertes Krankheitsbild zu bezeichnen; es wurden Lähmungsanfälle beschrieben, die durch Kälte, besonders feuchte Kälte, ausgelöst wurden, z. B. konnte eine Lähmung der Zunge provoziert werden, wenn man Schnee auf sie legte. In gleichem Maße wie die Körpermuskulatur wurde auch die Gesichtsmuskulatur betroffen. Die Muskeln waren während der Lähmung tonisch kontrahiert. Das Leiden trat wie die paroxysmale Lähmung familiär auf; Rich beobachtete es bei sich selbst und in seiner Familie durch fünf Generationen. — Wegen ihres spastischen Charakters weist diese Erkrankung eher auf das Gebiet der Paramyotonie.

Zweifelhaft bleibt die Stellung eines mit progressiver Muskeldystrophie kombinierten Falles, über den Bernhardt (49) berichtete, sowie einer Beobachtung von Samuehlson (50) über anfallsweise auftretende Lähmung; es finden sich in beiden Mitteilungen keine Angaben über das Verhalten der Reflexe und der elektrischen Reaktionen während dieser Anfälle.

Sicher auszuschließen aus unserer Nosographie sind hingegen die von Lénoble (51) und Orleansky (52) beobachteten Lähmungsanfälle; bei ihnen zeigten sich spastische Erscheinungen und Sensibilitätsstörungen. Auch ein von Brown - Séquard (53) mitgeteilter Fall dürfte aus dem gleichen Grund nicht hierher gehören. Psychogenen Charakters scheint die intermittierende Lähmung gewesen zu sein, die Brenners (53) Arbeit zugrunde lag; während dieser Lähmung blieben die Reflexe und die elektrische Reaktionsfähigkeit durchaus normal; mit den motorischen Störungen gingen sensible und sensorische zusammen. Durch Suggestion und Hypnose konnten die Anfälle beeinflußt werden. — In die Kategorie der traumatischen Neurose dürfte der in Catrins (34) Arbeit veröffentlichte Fall gehören; auf einen Blitzschlag stellte sich außer Aphasie eine länger andauernde Hemiplegie ein, die sich zuletzt nur noch auf den Arm beschränkte; nach völliger Wiederherstellung der Motilität kehrten später in periodischen Anfällen Lähmungserscheinungen wieder; sie waren jedoch mit sensiblen Störungen und Einengung des Gesichtsfeldes kombiniert und müssen deshalb aus dem Gebiet der paroxysmalen Lähmung ausgeschlossen werden.

Zum Schluß sei noch auf die bei manchen Individuen wiederkehrende und rasch vorübergehende Lähmung einzelner Augenmuskeln verwiesen; sie treten meist im Versorgungsgebiet des Okulomotorius, aber auch in dem des Trochlearis auf [di Luzenberger (55)]; ihr neurogener Charakter unterscheidet diese Erkrankung von dem — wie sich zeigen wird — myogenen der paroxysmalen Lähmung.

Eigene Erfahrungen.

Eigene Anschauung der paroxysmalen Lähmung gewann der Verf. an einigen mit diesem Leiden behafteten Gliedern einer Familie. Die neurologische Untersuchung in und außerhalb der Anfälle erfolgte von autoritativer Seite; Herr Geh. Hofrat Prof. Dr. J. Hoffmann hat durch Vornahme der Untersuchungen und dadurch, daß er den Verf. stets in freundlichem Entgegenkommen beraten hat, diesen zu vielem Dank verpflichtet.

Soweit die bei jenen Fällen erhobenen Befunde mit den bisher mitgeteilten übereinstimmen, bedürfen sie hier keiner besonderen Erwähnung mehr; wiedergegeben sei nur, was zur Ergänzung und Erweiterung des Krankheitsbildes dienen kann.

In der betreffenden Familie zeigte sich die Disposition zur paroxysmalen Lähmung bei vier Brüdern. Das Leiden war mütterlicherseits erblich; außer der Mutter selbst waren auch der Großvater, eine Schwester der Mutter, zwei Vettern, zwei Kusinen und ein Nachvetter damit behaftet. Die Lähmungsanfälle traten bei den einzelnen Personen in verschiedener Stärke und Frequenz auf. Bei der Mutter und deren Schwester bestand gleichzeitig ein Gallensteinleiden; nach Exstirpation der Gallenblase stellten sich bei ersterer keine Lähmungsanfälle mehr ein. Auch eine Kombination mit Struma wurde bei drei Personen beobachtet. Bemerkenswert ist ferner, daß einzelne Glieder der Familie, bei denen sich später die paroxysmale Lähmung zeigte, in der Kindheit an Nesselsucht gelitten haben. — Das Auftreten der Anfälle wurde durch Aufnahme schwer verdaulicher Speisen und mangelnde Körperbewegung, außerdem durch Kälte und Feuchtigkeit begünstigt; einige Male erschienen sie gelegentlich chirurgischer Eingriffe nach der Narkose. — Durch Körperbewegung, Massage, Sorge für Darmentleerung und Wärme konnten sie in manchen Fällen, wenn sich schon die ersten Anzeichen bemerkbar gemacht hatten, unterdrückt oder hintangehalten werden.

An der Muskulatur war in der Zwischenzeit nichts Besonderes festzustellen; sie war bei den meisten Personen stark entwickelt und entsprechender Kraftentfaltung fähig.

Zwei der genannten Brüder erlitten im Lähmungsanfall den Tod. W., der ältere, war bis dahin nur wenige Male jährlich von nicht besonders schweren Anfällen betroffen worden. Der Anfall, dem er erlag, wurde durch Genuß von verdorbener Wurst ausgelöst; nach anfänglichen Erscheinungen der Wurstvergiftung setzte am folgenden Tag eine vollständige Lähmung aller Glieder und des Rumpfes ein. Unter Erscheinungen des Herzkollapses verschied W. am Abend des dritten Tages. — Die Autopsie ergab eine akute Gastroenteritis, akute Dilatation des bis zum letzten Anfall stets normal gefundenen Herzens und Blutüberfüllung der inneren Organe; das Zentralnervensystem war makro- und mikroskopisch ohne Befund. — Wie weit der letale Ausgang durch die exogene Intoxikation, wie weit er durch die hinzugetretene Lähmung verursacht wurde, entzieht sich der Beurteilung.

Bei seinem jüngeren Bruder R. war die Disposition zur paroxysmalen Lähmung in stärker ausgesprochenem Maße vorhanden; die Anfälle traten häufiger auf und hielten länger an; auch vor dem letal endigenden hatten sich einige

Male schon Anfälle eingestellt, die zu schwerster Prostration führten; es war dabei die akzessorische Atemmuskulatur gelähmt, auch Störungen von seiten des Herzens zeigten sich zuweilen. In einer schweren Krise kam Albuminurie hinzu, die den Anfall um einige Tage überdauerte; auch leicht ikterische Verfärbung und Leberschwellung konnte festgestellt werden. — Bei Kriegsausbruch trat R. trotz seines Leidens als Freiwilliger in das Heer ein. Er erlag im Felde einem Anfall. In letzter Stunde traf ihn der Verf. schon in schwerer Dyspnoe liegend; Einatmung von Sauerstoff bewirkte vorübergehende Besserung; nach kurzer Zeit schwand jedoch das Sensorium trotz Fortdauer der Sauerstoffatmung; zwecks Vornahme einer Infusion von Kochsalzlösung (mit 0,5$^0/_{00}$ Calc. chlorat.) wurden dann 250 ccm Venenblut entnommen; bevor die Infusion erfolgen konnte, trat mit Nachlassen des bis dahin hypertonischen Pulses Exitus ein. — Bei der von Prof. Ricker vorgenommenen Autopsie zeigte das Herz außer einer gewissen Vergrößerung keinen pathologischen Befund. Die Lungen waren in den unteren Partien mit Blut angefüllt, so daß der Luftgehalt hier völlig aufgehoben war; auch die anderen inneren Organe wiesen Blutüberfüllung auf. Die Gallenblase war mit dickflüssiger Galle stark gefüllt; die Magendarmschleimhaut stellenweise injiziert, am meisten im Duodenum. — Die linke Schilddrüsenhälfte erwies sich um das Zwei- bis Dreifache vergrößert (die rechte Hälfte war operativ entfernt worden); der Thymuskörper bestand größtenteils noch aus graurötlichem Thymusgewebe. Am Zentralnervensystem wurde makroskopisch kein pathologischer Befund erhoben. —

Über die Stoffwechsel- und Muskeluntersuchungen, die der Verf. an einem der noch lebenden Brüder vornahm, und über die bei letzteren angewandte Therapie wird an anderer Stelle berichtet werden.

II. Symptomatologie.

Es sollen die Symptome lediglich zusammengestellt werden. Analytische Tendenz soll hier fehlen.

1. Prodromalerscheinungen.

Stellen sich auf gewisse Anlässe hin (Aufnahme schwer verdaulicher Speisen oder großer Nahrungsmengen ohne darauf folgende Körperbewegung, starke Gemütsbewegungen während und nach der Mahlzeit) Lähmungsanfälle ein, so erscheinen sie nicht unvermittelt. Es gehen ihnen gewisse subjektive und objektive Anzeichen voraus, die den Patienten auf ihr Herannahen aufmerksam machen können. Da die Anfälle jedoch mit Vorliebe während der Nachtruhe auftreten, werden sie nicht immer wahrgenommen. Ein gewisses Gefühl des Mißbehagens im Magen, Druck auf dem Epigastrium, ein unbestimmter „Geschmack" im Munde sind in vielen Fällen die ersten Anzeichen, die sich schon am Vorabend bemerkbar machen, bevor der Patient sich zur Ruhe legt; sie gehen bisweilen schon mit einer gewissen Schwäche einzelner Muskeln einher. Eine starke Mattigkeit, die von manchen als eine Empfindung wie „Schwere" oder

„Benommenheit in den Muskeln" bezeichnet wird, überkommt den Patienten. Objektiv entspricht dem schon eine Herabsetzung der Reflexe; das Kniephänomen kann in diesem Stadium nicht mehr mit jedem Schlag ausgelöst werden und ist leicht erschöpfbar. In den schon geschwächten Gliedern wird auch ein Kältegefühl, zuweilen auch leichtes Kribbeln wahrgenommen. Werden die Muskeln in diesem Zustand angestrengt bewegt, so fühlt der Patient in ihnen bald ein Ziehen. Durch intensive Bewegung oder Massage kann in diesem Stadium die Lähmung bisweilen noch zurückgehalten werden.

2. Initialstadium.

Über den Beginn und die Ausbreitung der eigentlichen Lähmung können die Patienten meist keine Angaben machen; denn diese befällt sie in den meisten Fällen im Schlaf. Wenn sie gegen Morgen erwachen, befinden sie sich schon in ganz oder teilweise gelähmtem Zustand; es besteht dann oft ein Oppressionsgefühl, ein Mißempfinden, das sich aus der evtl. unbequemen Stellung der gelähmten Glieder ergibt; Kältegefühl in den gelähmten Teilen veranlaßt sie, sich wärmer einhüllen zu lassen. Der Patient zeigt zu dieser Zeit eine gelblichblasse Gesichtsfarbe.

Der Weg der Ausbreitung der Lähmung kann bei Anfällen, die sich während des Wachseins einstellen, verfolgt werden. Doch ist aus den einzelnen Beobachtungen weder für das Leiden allgemein noch für den betreffenden Patienten eine immer geltende Regel der Reihenfolge festzustellen; bald werden die oberen, bald die unteren Extremitäten zuerst gelähmt; variabel ist auch, ob zuerst die proximalen oder die distalen Teile der Glieder betroffen werden. Die Ausbreitung vollzieht sich auch nicht immer gleichmäßig an beiden Körperhälften; manchmal sind Bewegungen eines Gliedes auf der einen Seite noch möglich, während das der anderen Seite schon gelähmt ist. Doch bildet sich nie das Bild einer richtigen Hemiplegie aus.

Ein Versuch, das allmähliche Befallenwerden der einzelnen Muskeln in seiner Reihenfolge auf bestimmte Rückenmarksegmente oder Nervenverzweigungsgebiete zurückzuführen, ist noch stets mißlungen; bei solchem Bemühen erscheint dem Untersucher der Weg der Ausbreitung als durchaus willkürlich, bei jedem Anfall wieder verschieden. Ein Moment jedoch, durch das bestimmt werden dürfte, welche Muskeln jeweils zuerst gelähmt werden, glaubt der Verf. nach vielfachen Beobachtungen in dem Grad der Abkühlung der Muskeln gefunden zu haben; die Muskeln, die der Bettwärme am meisten entzogen waren, wurden zuerst befallen, so z. B. beim Liegen auf der rechten Seite die unbedeckte linke Schulter oder umgekehrt bei Linkslage die rechte Schulter; wenn sich die Decke über den Beinen verschoben hatte, das freiliegende Bein. Durch Auflegen eines warmen Gegenstandes (Wärmeflasche, Kataplasma) konnte in manchen Fällen die Motilität wiederhergestellt werden.

Die Zeitdauer vom Einsetzen der ersten Lähmungserscheinungen bis zur vollständigen Lähmung ist verschieden; gewöhnlich vollzieht sich die Ausbreitung in einigen Stunden, während des Schlafes rascher, als wenn der Patient wach liegt; in letzterem Falle kann das Initialstadium unter Umständen einen halben Tag dauern.

3. Stadium des ausgebildeten Anfalls.

Das auffallendste Symptom des Anfalls ist entschieden der Verlust der willkürlichen Motilität; sie kann so weit abhanden kommen, daß selbst äußerste Willensanstrengung keine merkbare Kontraktion mehr auszulösen vermag. In weniger stark ausgesprochenen Anfällen erfolgt wohl noch eine minimale Kontraktion, die jedoch zu keiner Bewegung des Gliedes führt. Bei frustranen Formen der paroxysmalen Lähmung macht sich nur eine die Leistungsfähigkeit der Muskeln mehr oder minder beeinträchtigende Schwäche bemerkbar.

Die Art der Lähmung ist eine ausgesprochen schlaffe. Der Tonus der Muskulatur ist herabgesetzt; dies geht aus der beim Palpieren vorzufindenden verminderten Konsistenz der Muskulatur und aus der in erhöhtem Maß vorhandenen passiven Beweglichkeit hervor. Jedoch erreicht die Hypotonie nicht den Grad, wie sie etwa bei der Poliomyelitis anterior beobachtet wird. Gegen Ende des Anfalls nimmt der Tonus der Muskeln wieder zu; er scheint sich in manchen Fällen wieder rascher einzustellen als die vollständige willkürliche Motilität. Da die einzelnen Muskeln nicht zu gleicher Zeit ihre normale Funktionsfähigkeit wiedererlangen, werden manchmal auch leichte Kontrakturen dadurch vorgetäuscht, daß der wieder normal funktionierende Antagonist eines noch gelähmten Muskels das betreffende Glied in einer bestimmten Stellung hält; es handelt sich dabei aber um keine echte Kontraktur; denn durch passive Bewegung im Sinne des noch gelähmten Muskels läßt sich die normale Stellung des Gliedes ohne Widerstand erreichen.

Nicht nur durch den Grad, sondern auch durch die Ausdehnung der Lähmung macht das Krankheitsbild des Leidens den Eindruck schwerer Prostration. Es kann bis auf wenige Ausnahmen die gesamte willkürlich innervierte Muskulatur des Körpers gelähmt sein. Frei blieben gewöhnlich nur die Gesichts- und Augenmuskeln, Zunge, Rachen- und Kehlkopfmuskeln sowie Zwerchfell. Aber auch dies ist nur eine für die Mehrzahl der Fälle geltende Regel. Wurden doch in einzelnen Anfällen auch die Gesichtsmuskeln betroffen (Putnam, Taylor). Daß der Kauapparat zwar nicht gelähmt war, aber das Kauen langsamer als normal vor sich ging, beobachteten Taylor, Buzzard und Gatti; doch bemerkte der Verf. in ähnlichen Fällen, daß die Beeinträchtigung des Kauaktes hauptsächlich durch die Lähmung der den Kiefer öffnenden Halsmuskeln bedingt ist; die den Kieferschluß bewirkenden Muskeln (M. masseter, M. temporalis) waren stets intakt; auch die Pterygoidei; denn der Kiefer konnte jederzeit mühelos vor- und zurückgeschoben werden. — Eine gewisse Beeinträchtigung der Zungenbewegung ist nicht eindeutig auf Lähmung der Muskeln der Zunge selbst zurückzuführen; möglich ist, daß sie auf der Lähmung der akzessorischen Zungenmuskeln beruht; die feineren Bewegungen der Zunge (z. B. bei der Artikulation) sind stets auszuführen.

Erschwerung des Schluckens und Sprechens macht sich in stark ausgesprochenen Anfällen sicher ebenfalls bemerkbar (Westphal, Couzot, Goldflam, Taylor, Mitchell, Singer, Oddo-Audibert); es handelt sich jedoch u. E. nicht um eine eigentliche Lähmung des Pharynx und Larynx; weder wurde jemals ein Verschlucken und Eindringen von Speisen in die Choanen beobachtet, noch die Phonation gänzlich vermißt; die Funktion des Kehldeckelmuskels und des Passavantschen Wulstes sowie der genuinen Larynxmuskulatur war also erhalten. Die Erschwerung jener Akte dürfte deshalb eher auf die Lähmung der Halsmuskeln bezogen werden, in die der Rachen und Kehlkopf eingelagert ist. — Eine Verminderung der Phonationsstärke läßt sich auch auf eine gleichzeitig bestehende, geringere Respirationsgröße zurückführen. Die Artikulation war zwar in manchen Fällen erschwert, aber trotz ihres erschwerten Zustandekommens stets normal.

Ein eigentümliches Verhalten offenbart sich bei vollständiger Lähmung an den Halsmuskeln. Die Seitwärtsrotation des Kopfes ist selbst bei schwerer Prostration noch möglich, nachdem die Extension und Flexion schon längst ausgefallen sind; die Mm. obliqui capitis oder die Mm. splenii müssen folglich meist frei bleiben.

Von wesentlicher Bedeutung, auch in prognostischer Hinsicht, ist die Beteiligung der Atemmuskulatur. Noch wurde in keinem Fall eine Lähmung des Zwerchfells beobachtet; doch sind ziemlich häufig die akzessorischen Atemmuskeln in ihrer Funktion beeinträchtigt, in schwersten Anfällen so weit, daß die thorakale Atmung überhaupt aufhörte. Am längsten schienen dem Verf. immer noch die Halsmuskeln die thorakale Atmung in beschränktem Maße aufrechtzuerhalten. Bei Abnahme oder Aussetzen der Thoraxbewegungen muß sich die Respirationsgröße bedeutend verringern; die Atmung wird oberflächlich; tiefes Atmen, Husten und Niesen ist dabei unmöglich.

Die Sphinkteren bleiben stets intakt. — Anhaltspunkte für eine zugleich bestehende Lähmung von glatten Muskeln liegen nicht vor.

Reflexe: Der Verlust der willkürlichen Motilität geht mit Reflexlosigkeit der betreffenden Muskeln einher. Wenn die Muskeln einmal vollständig gelähmt sind, können weder durch Beklopfen der Sehnen, noch Reizung entsprechender Haut- und Perioststellen Kontraktionen ausgelöst werden; auch mit verstärkten Reizen, etwa durch Einstechen von Nadeln in die Fußsohlen, wie es Oppenheim versuchte, gelang dies nicht; dabei war die Schmerzempfindung von normaler Stärke.

Schwache Erfolgsbewegungen wurden ganz zu Anfang oder gegen Schluß des Anfalls festgestellt. Jedoch ist, wie schon erwähnt, die Reflexerregbarkeit zuweilen schon vor der willkürlichen Motilität beeinträchtigt, so daß z. B. der Patellarreflex zu einer Zeit, da in den Muskeln nur eine gewisse Mattigkeit verspürt wird, schon abgeschwächt ist. Andererseits scheint auch die Wiederkehr der normalen Reflexe erst später zu erfolgen als die willkürliche Motilität; wenn letztere schon wiederhergestellt war, zeigten sich die Reflexe einige Zeit noch schwach.

In frustranen Anfällen, in denen die Muskeln nur von einer gewissen Schwäche betroffen werden, sind auch die Reflexe nur gradweise herabgesetzt. Eine solche Störung äußert sich verschieden, bald in schwächeren Zuckungen, die nur eine minimale oder überhaupt keine Bewegung des betreffenden Gliedes hervorruft; bald in seltenem Erscheinen einer Erfolgszuckung, wenn die Sehne oftmals beklopft wird; oder das Symptom erscheint anfangs und bleibt bei den folgenden Schlägen aus. Es kommt also immer nur zu einer quantitativen Herabsetzung der Reflexerregbarkeit. Qualitative Veränderungen, etwa im Sinne des Babinskischen Phänomens, werden nie bemerkt.

Die Haut- und Sehnenreflexe werden im vollständigen Lähmungsanfall ganz gleichmäßig aufgehoben. Nur solange einzelne Muskelpartien noch von Lähmung frei sind, lassen sich die einen Reflexe noch auslösen, wenn die anderen schon vermißt werden. So kann es vorkommen, daß zu einer Zeit, da die Sehnenreflexe der unteren Extremitäten fehlen, die Bauchdeckenreflexe noch ausgelöst werden, weil diese Muskeln bis dahin von der Lähmung noch verschont geblieben sind.

Die Schleimhautreflexe, die zum Husten und Niesen führen, vermißt man in Anfällen, in denen auch die akzessorische Atemmuskulatur beeinträchtigt ist.

Prompte Reaktion zeigt die Pupille; sie reagiert auch in kompletten Anfällen stets auf Konvergenz und Lichteinfall.

Elektrische Erregbarkeit: Während des Lähmungsanfalls schwindet die Ansprechbarkeit der betroffenen Muskeln auf die elektrische Reizung. In vollständig gelähmtem Zustand antworten sie auch auf die stärksten Ströme nicht mehr, die zu Untersuchungszwecken mit Rücksicht auf Schmerz und allgemeine Schädigung noch angewandt werden können. Dabei erweist sich die direkte und indirekte Reizung in gleichem Maß unwirksam; es besteht auch kein Unterschied, ob man sich nun des faradischen oder galvanischen Stromes bedient. Dies Symptom hat von jeher die Untersucher am meisten in Verwunderung gesetzt; war doch Westphal angesichts des gänzlichen Fehlens einer Reaktion anfangs eher geneigt, dies auf ein Versagen des Apparates zu beziehen. Das Verhalten der Muskeln dem elektrischen Strom gegenüber schien manchen nur durch einen Ausdruck wie „Kadaverreaktion" richtig bezeichnet zu sein.

In Anfällen, die zu geringerer Beeinträchtigung der Bewegungsfähigkeit führen, ist auch die elektrische Erregbarkeit gegen die Norm nur vermindert. Das Gleiche ist der Fall im Initialstadium und während des Abklingens des Anfalls; die Muskeln reagieren dann nur auf Ströme, die stärker sind als die normal wirksamen. — Ein gewisses Mißverhältnis zwischen dem Grad der noch vorhandenen Motilität und der herabgesetzten elektrischen Reizbarkeit schien einzelnen Autoren nach der einen oder anderen Richtung hin vorzuliegen. Ob in solchen Fällen wirklich eine Diskrepanz der willkürlichen Bewegungsfähigkeit und des elektrischen Reaktionsvermögens existiert derart, daß jene stärker herabgesetzt wäre als dieses oder umgekehrt, wurde noch nicht einwandfrei festgestellt; annähernd könnte diese Frage durch vergleichende dynamometrische Messungen entschieden werden; eine exakte Lösung dürfte jedoch grundsätzlich unmöglich sein, weil eine Äquivalenz zwischen Reizstärke der psychischen Auslösung einer willkürlichen Bewegung und der bei der elektrischen Prüfung angewandten Stromstärke nicht bekannt ist.

Nach Darcourt soll die elektrische Reaktionsfähigkeit noch einige Stunden nach Wiederkehr der völligen Motilität etwas herabgesetzt gewesen sein. Er fand auch, was freilich von anderen bestritten wird, daß durch indirekte Faradisation eines gelähmten Muskels die direkte galvanische Erregbarkeit wieder gesteigert wird.

Die Störung der elektrischen Reaktionsfähigkeit macht sich während der Lähmungsanfälle immer nur in quantitativem Sinne geltend. Qualitative Veränderungen der elektrischen Reaktion (Entartungsreaktion) wurde an den gelähmten Muskeln nie beobachtet. Entweder vermißt man die Muskelkontraktion bei der elektrischen Untersuchung gänzlich, oder man findet sie bei erhöhter Stromstärke in typischer Weise wie beim normal funktionierenden Nervenmuskelapparat.

Eine Topographie der elektrischen Störung zu geben, dürfte nach dem, was über die Ausbreitung der Lähmung auf die Körpermuskulatur gesagt wurde, überflüssig sein. Das anscheinend regellose Befallenwerden der Muskeln läßt auch für das Ausfallen ihres elektrischen Reaktionsvermögens keinen stets wiederkehrenden Turnus erkennen; zu konstatieren ist immer nur, daß die Motilitätsbehinderung und die Reaktionslosigkeit gegen elektrische Ströme die Muskeln pari passu ergreift.

Bei Reizung größerer Nervenstämme fällt zuweilen im Initialstadium auf, daß einzelne Muskeln des Versorgungsgebietes noch reagieren, während die anderen regungslos bleiben; ja, selbst Teile desselben Muskels zeigen dabei unter Umständen ein ungleiches Verhalten. Goldflam fand z. B. bei Reizung des N. femoralis am Quadriceps nur die Kontraktion eines Teiles, des Vastus internus. Da sich die Ausbreitung der Lähmung bekanntermaßen nicht an das Verzweigungsgebiet der Nerven hält, dürfte in diesem Verhalten kein Widerspruch liegen.

Von verschiedenen Untersuchern wurde die Frage geprüft, inwieweit ein erhöhter Hautwiderstand den Ausfall der elektrischen Reaktion beeinträchtigt. Tatsächlich wurde mittels Durchleitungsversuchen der Hautwiderstand in manchen Fällen erhöht vorgefunden. Doch ergab sich aus verschiedenen Versuchen, daß die Erhöhung der Stromstärke, die im paretischen Stadium der Lähmung zur Auslösung von Kontraktionen notwendig ist, nur zu einem Teil auf jenes Moment zurückgeführt werden darf; denn auch wenn der Hautwiderstand durch Eintauchen in Wasser vermindert worden war, mußten immer noch übernormale Ströme angewandt werden, um Zuckungen zu erhalten. Völlig einwandfrei hat dies Mitchell erwiesen, indem er durch Anwendung einer in den Muskel selbst eingestochenen nadelförmigen Elektrode den Hautwiderstand überhaupt ausschaltete (s. oben).

Mechanische Erregbarkeit: Eine weitere Anomalie des physikalischen Verhaltens der gelähmten Muskeln äußert sich darin, daß sie auf mechanische Reizung nicht antworten. Weder sind durch Druck auf den zuführenden Nerven noch durch Beklopfen des Muskels selbst Kontraktionen auszulösen. Geringfügige idiomuskuläre Zuckungen können höchstens an noch nicht völlig gelähmten Muskeln beobachtet werden. — Eine Ausnahme ist aus Goldflams Mitteilungen bekannt: an Stelle der gewöhnlich longitudinal verlaufenden, faszikulären Zuckungen glaubte er bei mechanischer Reizung im Stadium der noch nicht völlig ausgebildeten Lähmung quere Wülste bemerken zu können. Vereinzelt steht auch der Befund Schlesingers, der in einigen Anfällen seines Patienten an den Stellen, wo der Perkussionshammer auftraf, Dellenbildung beobachtete; in den gleichen Anfällen stellte er auch Azetonausscheidung im Urin fest, die bei diesem Leiden sonst ebenfalls nicht vorgefunden wurde.

Sensorium und Sensibilität: Das Bewußtsein ist während des Lähmungsanfalls in allen Stadien erhalten. Tritt die Lähmung während der Nachtruhe ein, so erwacht der Patient gewöhnlich schon in der Nacht oder am frühen Morgen, bevor der Körper völlig gelähmt ist. Da er durch die unbequeme Lage der gelähmten Glieder vor der Zeit in der Nachtruhe gestört ist, besteht in den ersten

Stunden eine gewisse Neigung zum Schlaf; für kurze Zeit schläft er hin und wieder dabei ein; tagsüber ist er jedoch wach. Die anfängliche am Morgen wahrzunehmende Schlafneigung kann nicht als Somnolenz bezeichnet werden; sie entspricht nur dem normalen Schlafbedürfnis, das durch die vorzeitige Störung der Nachtruhe nicht befriedigt werden konnte; die Schlafneigung mag andererseits gelegentlich auch durch die erzwungene Bewegungslosigkeit des Körpers wieder begünstigt werden. Aus dem Schlafe kann der Patient jederzeit leicht geweckt werden; er ist sofort richtig orientiert. Auch im weiteren Verlauf des Lähmungsanfalls nimmt man an der psychischen Haltung des Patienten keine Besonderheiten wahr.

Bewußtlosigkeit wurde während des Anfalls bisher nur in drei Fällen beobachtet; Taylor berichtet von einem durch Einnahme einer unbekannten Medizin ausgelösten schweren Anfall, in dem die Respiration so versagte, daß zu künstlicher Atmung gegriffen werden mußte; dabei sei die Patientin bewußtlos gewesen. — In den beiden letal endigenden Anfällen, deren Zeuge der Verf. war, schwand das Bewußtsein schon einige Zeit vor Eintritt des Todes.

Die Sensibilität ist während des Anfalles in allen Qualitäten stets intakt. Alle nach dieser Richtung hin angestellten Untersuchungen ergaben ein negatives Resultat; Störungen des afferenten Systems liegen nicht vor; erhalten bleibt die oberflächliche Sensibilität, der Tast-, Temperatur- und Schmerzsinn, wie auch die tiefe über die Stellung der Glieder orientierende Sensibilität des Gelenk- und Muskelsinnes. Bei Versuchen, Reflexe auszulösen, wurden die angewandten Reize immer deutlich verspürt, z. B. beim Reizen der Nasenschleimhaut; dabei war subjektiv große Neigung vorhanden, auf diesen Reiz mit einem Respirationsstoß zu reagieren. Bei den häufig vorgenommenen elektrischen Prüfungen empfanden die Patienten die elektrischen Ströme mit gewissen individuellen Unterschieden. stets normal stark. — Störungen von seiten der Sinnesorgane fehlen.

Der Lähmungsanfall verläuft an sich völlig schmerzlos. In den gelähmten Muskeln werden keine unangenehmen Empfindungen verspürt. Ein unbehagliches Gefühl entsteht nur dann in den Gliedern, wenn sie längere Zeit in gleicher Stellung bleiben. Der Patient äußert hin und wieder den Pflegepersonen den Wunsch nach Umlagerung; schon geringfügige Änderung in der Lage der Glieder wird von ihm als Erleichterung empfunden. Es scheinen zuweilen auch leichte Verzerrungen der Bänder zu entstehen, weil die Gelenke mangels eines Muskeltonus durch passive Bewegung über die normale Stellung hinaus oder durch ungeeignete Lagerung übermäßig gestreckt oder gebeugt werden können. — In wenigen Fällen wird über Kopfschmerzen berichtet; sie dürften jedoch nur ausnahmsweise auftreten.

Eigentliche Parästhesien an der Haut werden während des Anfalls nicht wahrgenommen. Der Patient verspürt als Prodromalzeichen und im initialen Stadium, wie schon erwähnt, an den Gliedern ein gewisses Kältegefühl; auch leichtes Kribbeln und Jucken soll zu dieser Zeit von manchen Patienten verspürt werden.

Transpiration: In allen Anfällen erscheint von dem Höhepunkt an bis zum Ende profuser Schweiß, und zwar ist die Hautfunktion hauptsächlich an den gelähmten Partien gesteigert. Daß die Transpiration im Anfall nicht erhöht sei, erwähnt nur Hirsch; doch setzte bei seinen Patienten sehr frühe schon eine starke Diurese ein, die in allen anderen Fällen erst später, gegen Ende und nach dem Anfall beobachtet wurde. — Der Verf. glaubte an dem im Anfall ausgeschiedenen Schweiß einen spezifischen Geruch wahrnehmen zu können, der bei den verschiedenen Personen stets der gleiche war.

Temperatur: Die allgemeine Körpertemperatur wird in der Regel normal gefunden. Besondere Aufmerksamkeit widmete man diesem Punkt zu einer Zeit, als für die Ätiologie der paroxysmalen Lähmung noch Malaria in Betracht gezogen wurde. Dabei wurde in unkomplizierten Anfällen keine febrile Steigerung beobachtet; war eine solche vorhanden, so konnte sie auf eine interkurrente Erkrankung (z. B. Angina) zurückgeführt werden; auch in Anfällen, die durch Nahrungsmittelintoxikation kompliziert waren, fand der Verf. die Temperatur erhöht. — In manchen Fällen wurde im Initialstadium die Temperatur eher unter der Norm angetroffen; auch wurde gelegentlich eine Herabsetzung der Temperatur an den gelähmten Gliedern gemessen (Fischl).

Befund an den inneren Organen.

Zirkulationssystem: In einer Reihe von Fällen wird auch das Herz in Mitleidenschaft gezogen. Eine Erklärungsmöglichkeit kann erst an späterer Stelle gegeben werden; hier seien nur die Symptome angeführt. Es handelt sich in den meisten Fällen um eine paroxysmale Dilatation des Herzens, die nach dem Anfall wieder vermißt wird; sie läßt sich aus der Verbreiterung der Herzdämpfung erschließen, wurde aber auch schon mit größerer Sicherheit des öfteren von Fuchs mittels des Herzdiagrammes nachgewiesen; die Kardiogramme sind während des Lähmungsanfalles wesentlich größer als im Intervall. Die akute Herzdilatation scheint hauptsächlich den linken Ventrikel zu betreffen; es wurde aber gelegentlich auch eine Erweiterung der Grenze nach rechts gefunden. An der Brustwand wird die Herztätigkeit manchmal in weiterer Ausdehnung sichtbar; der Spitzenstoß ist dann hebend und zeigt sich in einem größeren Bezirk; auch werden Pulsationen am Epigastrium und diffuse Erschütterungen im 2. und 3. Interkostalraum links vom Sternum wahrgenommen. — Bei der Auskultation des Herzens hört man in solchen Fällen Symptome, die wohl auf einen mit der akuten Erweiterung einhergehenden, undichten Verschluß der Klappen schließen lassen. Sowohl über der Spitze wie über der Basis beiderseits des Sternums hört man gelegentlich ausgesprochene Geräusche; die Töne sind nicht immer rein; der 2. Ton über den arteriellen Ostien ist oft verstärkt und akzentuiert, der über der Pulmonalis meist relativ stärker als der 2. Aortenton; auch Verdoppelung des 2. Tones hört man zuweilen.

Die Frequenz der Herztätigkeit ist nicht immer eindeutig nach einer Richtung hin verändert gefunden worden; in manchen Fällen, die durch Herzstörungen ausgezeichnet waren, wurde Bradykardie, in anderen Tachykardie festgestellt. Arhythmie stellte sich äußerst selten ein (Goldflam, Greidenberg und Taylor; letzterer fand bei einer adipösen Patientin jedoch auch im anfallsfreien Stadium irregulären Puls).

Über die Spannung der Arterien bestehen gleichfalls verschiedene Angaben; manche Autoren fühlten einen stark gespannten Puls mit geringem Spannungsunterschied des systolischen und diastolischen Druckes; andere fanden die Spannung eher vermindert; auch geringe Füllung des Arterienrohrs wurde unter

Umständen festgestellt. In manchen Fällen zeigte die sphygmographische Kurve eine deutliche dikrotische Erhebung.

Den Widerspruch der Befunde hinsichtlich des arteriellen Druckes glaubt der Verf. nach eigenen Beobachtungen auf eine Verschiedenheit des Pulses in den einzelnen Stadien des Anfalles zurückführen zu können; im Initialstadium und während des ausgebildeten Anfalles ist die Arterienspannung erhöht; in späteren Stadien, besonders während des Abklingens, läßt diese Hypertonie nach; der Blutdruck sinkt dann gelegentlich etwas unter die Norm und die Arterie wird weniger gefüllt.

Aus einer Blässe der Haut, besonders der des Gesichts, die zuweilen einen leicht gelblichen Ton aufweist, kann man auf einen Kontraktionszustand der Hautgefäße schließen; sie ist vom Beginn bis zur Höhe des Anfalls zu beobachten. Bei Einsetzen der Besserung erweitern sich die Hautgefäße; die Haut nimmt wieder ihre normale Farbe an, wird mit gleichzeitig ausbrechendem Schweiß rot und fühlt sich warm an.

Blut: Das Blut wurde mit Rücksicht auf die Malariafrage, die früher in der Pathologie des Leidens eine Rolle spielte, verschiedentlich auf Plasmodien untersucht; jedoch verliefen diese Untersuchungen stets negativ; auch jede weitere bakteriologische Untersuchung des Blutes zeitigte kein Ergebnis.

Über das Bild der geformten Blutbestandteile besteht hinsichtlich morphologischer und zahlenmäßiger Besonderheit keine Übereinstimmung. Regelmäßig mit dem Anfall auftretende Änderungen des Blutbildes berichtete Goldflam auf Grund der Beobachtung seiner Fälle; er sah im Anfall jeweils eine mäßige neutrophile Leukozytose mit Verminderung der Eosinophilen; um zu entscheiden, ob dieser Befund nur durch die längere Rückenlage des Patienten vorgetäuscht sei oder eine allgemeine Veränderung des Blutes darstellte, untersuchte er Blut, das an verschiedenen Stellen entnommen wurde; dabei fand er immer das gleiche Bild. Nach dem Anfall erschien im Intervall eine Lymphozytose (bis zu 40% der weißen Zellen) und Eosinophilie (bis über 5%). Oddo und Audibert trafen die Eosinophilen in diesem Stadium sogar bis zu 7% vermehrt. — In dem Blutbild, das Taylor während des Anfalls beobachtete, standen die basophilen Zellen im Vordergrund; sie machten 51—57% der weißen Blutzellen aus. — Entgegen diesen positiven Befunden der Blutuntersuchung stehen die Ergebnisse von Singer, Putnam und Mitchell (die des letzteren durch Alfred Stengel autorisiert); sie alle konnten sich von keiner pathologischen Änderung des Blutbildes überzeugen. Die Wassermannsche Reaktion fand der Verfasser negativ,

Über den Hämoglobingehalt des Blutes während und nach dem Anfall werden stets normale Angaben gemacht.

Das im Anfalle gewonnene Blutserum weist dem tierischen Organismus gegenüber keine besondere Toxizität auf (Versuche von Alfred Stengel); die Versuchstiere zeigten das Bild der gewöhnlichen serotoxischen Vergiftung (Hämorrhagien, Polyglobulie, Leukozytose).

Digestionsapparat: Unter den für das Auftreten von Lähmungsanfällen günstigen Bedingungen werden gewisse auf eine Verdauungsstörung hinweisende Momente genannt: der Genuß schwer verdaulicher Speisen oder überhaupt reichliche Nahrungsaufnahme mit nachfolgender Körperruhe wird für Personen mit der Disposition zur paroxysmalen Lähmung als schädlich bezeichnet; desgleichen eine Störung des Verdauungsaktes durch heftige Gemütsbewegungen während und kurz nach der Mahlzeit. Nachdem unter den Prodromalzeichen schon auf Magendruck hingewiesen wurde, erübrigt nun, auch die während des Anfalls selbst auftretenden Magendarmsymptome zu erwähnen. Die Zunge findet man belegt; der Appetit liegt darnieder; nicht selten ist Brechreiz und Übelsein vorhanden; solange die Bauchmuskulatur funktionstüchtig ist, stellt sich oftmals auch Erbrechen ein; dabei wird mit dem Mageninhalt bisweilen Galle erbrochen. Während des Anfalls wird Nahrungsaufnahme schlecht vertragen; sie führt zu Übelsein und Erbrechen; in vielen Fällen wurde sie für eine daraufhin erfolgende Verschlimmerung der Lähmung verantwortlich gemacht. Auf Grund solcher Erfahrungen genossen die vom Verf. beobachteten Patienten während der Lähmung nur Tee; in reichlicherer Menge besonders gegen Ende des Anfalles.

Die Palpation des Abdomens ergibt außer dem seltenen Befund einer Leberschwellung, die man an demselben Patienten nach dem Anfall vermißt, nichts Besonderes. — Es fällt jedoch auf, daß zu Beginn und auf der Höhe des Anfalles Darmgeräusche vollkommen fehlen. Dies im Verein mit dem Ausbleiben der Darmentleerung, auch wenn der Anfall längere Zeit anhält, legt die Vermutung nahe, daß die motorische Magendarmfunktion in diesen Stadien darniederliegt; es fehlte dann Tonus und Peristaltik des Magendarmtraktus. In Betracht kommt zur Zeit des ausgebildeten Anfalles natürlich auch, daß die Defäkation wegen der Lähmung der Bauchdecken erschwert sein kann.

Anregung der Darmtätigkeit durch Rizinusöl oder Klysmen hat nach Mitteilungen aus der Literatur und eigenen Erfahrungen in manchen Fällen die beginnende Lähmung unterdrückt oder den Verlauf des Anfalls leichter und kürzer gestaltet. Desgleichen kann während des Anfalls selbst provozierte Darmentleerung zuweilen die Rückkehr der Motilität beschleunigen.

Der Stuhl zeichnet sich durch einen stark fäkulenten Geruch aus; er ist nach manchen Anfällen wenig mit Gallenfarbstoffen untermischt vorgefunden worden; durch seinen Glanz zeigt er mangelhafte Fettresorption an. — Versuche über die Toxizität der Fäzes für den Tierorganismus, sowie ihre bakteriologische und chemische Untersuchung führte noch zu keinem eindeutigen Resultat (Crafts, Mitchell); als positiver Ausfall ist die Angabe Crafts zu erwähnen, wonach er im Extrakt der Fäzes mit den Briegerschen Alkaloidreagenzien gut charakterisierte Niederschläge fand.

Nierenfunktion: Von den Patienten wird zu Beginn und während des Lähmungsanfallss auffallend wenig Urin abgegeben. Eine Erschwerung der Miktion durch Lähmung der Bauchmuskulatur kann, wie sich bei Kathetrisierung zeigte, dafür weniger als Ursache herangezogen werden als eine zu dieser Zeit bestehende Oligurie oder Anurie; bei Versuchen, die Blase künstlich zu entleeren, findet sich jeweils nur eine geringe Menge von hoch konzentriertem Urin. Erst mit dem Nachlassen der Lähmung setzt eine starke Diurese ein, die auch nach dem Anfall noch einige Zeit anhält.

Im Urin wird während des Anfalls in der Regel weder Eiweiß noch Zucker ausgeschieden. Doch finden sich auch hierfür Ausnahmen. Schwere Anfälle werden nicht selten von Albuminurie begleitet; man sieht in solchem Urin gelegentlich auch Erythrozyten, hyaline Zylinder und verfettete Nierenepithelien.

Eine paroxysmale, mit der Lähmung Hand in Hand gehende Glykosurie beobachtete nur Cramer (s. dort). Auch Schlesingers Mitteilung, daß in manchen Anfällen eine von der Nahrung unabhängige Azetonausscheidung auftrete, steht vereinzelt da.

Bei eingehenderen chemischen Analysen, wie sie in mehreren Fällen schon vorgenommen wurden, lassen sich ziemlich regelmäßig gewisse Anomalien der Zusammensetzung des Urins feststellen. Unter den anorganischen Bestandteilen bemerkt man ein gegen die Norm invertiertes Verhältnis der Alkali- und Erdalkalisulfate; in dem während des Anfalls ausgeschiedenen Urin überwiegen gewöhnlich die letzteren, oder das Mengenverhältnis ist zu deren Gunsten verschoben; in der anfallsfreien Zeit zeigen sich in dieser Hinsicht wieder normale Verhältnisse.

Auch gewisse Abweichungen in der Ausscheidung organischer Stoffe lassen sich im Urin nachweisen. Die zyklisch gebundene Schwefelsäure (Ätherschwefelsäure) wird in erhöhtem Maße ausgeschieden, ihr gegenüber tritt die als Sulfat anorganisch gebundene, präformierte Schwefelsäure zurück. Im Urin des anfallsfreien Stadiums trifft man wieder das normale Überwiegen des letzteren. — Ferner wird in manchen Analysen des Anfallsurins eine erhöhte Indikanausscheidung vermerkt, ein Phänomen, das man auf starke Zersetzungsvorgänge im Darm zurückführen dürfte.

Besonderheiten weist der Purinstoffwechsel auf; fast immer wurde im Urin, der im und unmittelbar nach dem Anfall ausgeschieden war, eine Vermehrung der Harnsäure gefunden; oft war sie schon im Sediment ausgefallen. — Auch die weniger oxydierten Purinstoffe, die Xanthinbasen, scheidet der Organismus, wie sich aus mehreren Untersuchungen der Autoren ergibt, während und unmittelbar nach dem Anfall in größerer Menge als normal aus. Es kann sich sogar in dem während des Anfalls selbst ausgeschiedenen spärlichen Urin bei erhöhter Gesamtmenge der Purinstoffe das Ausscheidungsverhältnis der Harnsäure und der Xanthinbasen nach der Richtung der letzteren hin gegen die Norm verschieben. — Ähnliche Verhältnisse schienen auch Analysen bei gleichzeitigen Stoffwechselversuchen, bei denen die Stickstoff- und besonders die Purinzufuhr berücksichtigt wurde, am Anfallsurin aufzudecken (unveröffentlichte Untersuchungen des Verf.).

Die Untersuchung auf Alkaloide (nach Brieger) fällt nach Goldflam und Crafts im Anfallsurin stets positiv aus. Taylor vermißte sie in seiner Analyse; doch ist zu erwähnen, daß Taylor nicht den jeweils nur im Anfall ausgeschiedenen Urin untersuchte, sondern der zu seiner Analyse verwandte Urin war in 23 Tagen, in denen drei Anfälle auftraten, gesammelt worden.

Mit Vorbehalt sei hier auch die erhöhte Toxizität des Anfallsharnes erwähnt, die von Goldflam und Crafts mit der Methode Bouchards festgestellt wurde (s. oben). Taylor konnte sich an dem in 23 Tagen gesammelten Urin, in dem die Alkaloidreaktionen negativ ausfielen, auch auf diesem physiologischen Wege von keiner vermehrten Giftigkeit überzeugen; desgleichen glaubte Fuchs das Ergebnis seiner Tierversuche negativ nennen zu müssen; er war jedoch von einer zu engen Fragestellung ausgegangen, da er von vornherein den zu prüfenden Giftigkeitsgrad des Urins vom Auftreten einer kurareartigen Wirkung abhängig gemacht hatte.

4. Stadium der Besserung.

Manche der mit dem Abklingen des Anfalls einhergehenden Symptome, wie profuser Schweiß, Diurese, Wärmegefühl in der Haut, in manchen Fällen auch Darmentleerung, sind schon an anderer Stelle genannt. Hinsichtlich der Reihenfolge, mit der die einzelnen Muskeln wieder ihre normale Funktionsfähigkeit zurückgewinnen, läßt sich auch aus vielen Beobachtungen keine feste Regel abstrahieren. Im allgemeinen kann man sagen, daß die distalen Muskeln häufig früher frei werden als die proximalen; auch eine gewisse Bevorzugung der Flexorengruppen vor den Extensoren ist bei der Wiederkehr der Motilität gelegentlich zu beobachten; relativ früh werden die Halsmuskeln bewegungsfähig. Ziemlich lange hingegen erhält sich eine Schwäche der Schultermuskeln; spät kehrt gewöhnlich auch am Tibialis antic. die volle Kraft wieder, so daß sich die abgelaufene Lähmung an dem sonst wieder völlig bewegungsfähigen Patienten nur noch durch eine gewisse Eigentümlichkeit des Gehens, den sog. „Steppergang", bemerkbar macht.

Nicht immer nimmt die einmal einsetzende Besserung ungestört ihren Fortgang; es tritt bisweilen wieder Verschlimmerung ein, die unter Umständen zu ausgedehnterer Bewegungsbeschränkung führt, als sie vor der Remission bestand.

Bei Ausbleiben von Rezidiven dauert das Stadium der Besserung gewöhnlich nur wenige Stunden. Fällt es gerade in die folgende Nacht, so erfolgt die Wiederkehr der Motilität häufig während des Schlafes; man gewinnt vielfach den Eindruck, daß sich die volle Bewegungsfähigkeit dann etwas rascher einstelle als im wachem Zustand.

Massage und Applikation von Wärme scheint in diesem Stadium den Muskel besonders günstig zu beeinflussen; auf diese Art behandelte Muskeln erhalten ihre Motilität früher zurück als die anderen.

Nachwirkungen der Anfälle werden selten beobachtet; außer einem gewissen Müdigkeitsgefühl und einer nicht lange anhaltenden Appetilosigkeit herrscht hernach volles Wohlbefinden.

5. Komplikationen.

Das Bild der .paroxysmalen Lähmung kann durch interkurrente Prozesse mannigfach beeinflußt werden. So wurde Temperaturerhöhung bei Komplikation der Anfälle mit Angina und Nahrungsmittelintoxikation schon erwähnt. Gerade gegen exogene Intoxikationen zeigen sich mit paroxysmaler Lähmung behaftete Personen besonders empfindlich. Von einer letalen Komplikation mit Wurstgiftintoxikation wurde schon berichtet.

Auch Katarrhe der Atemwege sind während der Lähmungsanfälle wegen der erschwerten Expektoration von besonderer Bedeutung. In einer der in Rußland beobachteten Familien soll nach Angaben der Anverwandten ein Glied in einem durch Lungenentzündung komplizierten Anfall gestorben sein.

Eine sehr ungünstige Komplikation bedeutet im Anfall ein stärkerer Blutverlust. Auf eine von Mitchell im Anfalle zu Versuchszwecken vorgenommene Venaesectio folgte schwerer Kollaps. Goldflam teilt mit, daß ein Angehöriger der von ihm beobachteten Familie mit 19 Jahren verstarb, als er während der Lähmung zu Ader gelassen wurde. Auch der Verf. mußte unter seinen eigenen

Erfahrungen von einem tödlichen Ausgang berichten, der sich nach einer in extremis zum Zwecke einer Infusion noch vorgenommenen Blutentnahme einstellte.

6. Status in der anfallsfreien Zeit.

Die der paroxysmalen Lähmung zugrunde liegende Disposition äußert sich an ihrem Träger im allgemeinen nur während des Anfalls. In der Zwischenzeit herrscht Gesundheit; dem subjektiven Wohlbefinden entspricht ein völlig normaler Befund der Organe.

Besondere Aufmerksamkeit widmeten alle Autoren dem motorischen Apparat; von den später zu erwähnenden Ausnahmen abgesehen, zeigten sich an ihm im Intervall durchaus normale Verhältnisse. Die Muskulatur war gut entwickelt, in einzelnen Fällen sogar über die Norm. Die Leistungsfähigkeit stand zum Volumen in keinem Mißverhältnis; bei besonders darauf hinzielender Untersuchung, wie auch bei der Berufsarbeit und Ausübung von Sport stellte sich eine normale Kraftentfaltung und Ausdauer heraus. Der Motilität entsprach ein normales Verhalten der Reflexe und der elektrischen Reaktionsfähigkeit; bei der elektrischen Prüfung waren weder quantitative noch qualitative Änderungen der Reaktion zu erkennen. Eine gewisse Erschwerung des Kniephänomens wurde in mehreren Fällen gefunden, in anderen war es jedoch eher etwas gesteigert.

Von diesem intervallären Status, der nach den Mitteilungen der Autoren und eigenen Erfahrungen als Regel gelten muß, werden einige Ausnahmen berichtet. Bei einigen Patienten waren die Muskeln hypervoluminös, zeigten sich aber im Sinn der hypertrophischen Muskeldystrophie geschwächt; an Stelle des übermäßigen Volumens trat in späterem Lebensalter eine Atrophie der betreffenden Muskeln auf (Goldflam, Oppenheim); an Personen mit solcher Muskulatur glaubte Goldflam zwischen den Lähmungsanfällen eine Entartungsreaktion mit direkter oder indirekter Zuckungsträgkeit (s. dort) feststellen zu können; letztere wurde jedoch von allen anderen Autoren vermißt, auch bei den vereinzelten Fällen, in denen eine dauernde Schwäche der Muskulatur bestand. Ob jene von Goldflam beobachteten trägen Kontraktionen sich als Reaktionen erklären lassen, wie sie auch am normalen Muskel in abgekühltem Zustande ausgelöst werden können, soll hier nicht entschieden werden; es sei jedoch erwähnt, daß Herr Prof. J. Hoffmann dem Verf. an einer mit paroxysmaler Lähmung behafteten Person diese Erklärungsmöglichkeit demonstrieren konnte; bei der elektrischen Prüfung der abgekühlten Handmuskeln waren die Kontraktionen träge; in wieder erwärmtem Zustand erfolgten an den gleichen Muskeln jedoch normale blitzartige Zuckungen.

Zu Zeiten gehäuft auftretender Anfälle leidet auf die Dauer schließlich das Allgemeinbefinden. Schlechtes Aussehen und Gewichtsverlust könnte schon darauf zurückgeführt werden, daß während der Anfälle keine Nahrung aufgenommen wird. Einer der Patienten Goldflams kam deshalb in einen schlechten Ernährungszustand, weil er sich, um Anfälle zu vermeiden, einer richtigen Hungerkur unterzog; er, wie gelegentlich auch andere Patienten, gab an, sich bei einer gewissen Karenz am besten zu befinden.

III. Diagnose.

Akut auftretenden Lähmungserscheinungen gegenüber wird sich die Diagnose der paroxysmalen Lähmung zunächst auf die Anamnese stützen müssen. Angaben des Patienten, daß er auch früher schon des öfteren an vorübergehender Lähmung gelitten habe, Angaben, daß sich solche Erscheinungen auch bei anderen Gliedern seiner Familie gezeigt haben, lenken die Aufmerksamkeit des Arztes auf die paroxysmale Lähmung. Durch die physikalische Prüfung der gelähmten Muskeln läßt sich die Diagnose sodann befestigen.

Die Muskeln werden schlaff vorgefunden; sie sind nicht druckempfindlich; auch fehlt in den gelähmten Gliedern jeglicher Spontanschmerz. Die normalerweise an Sehnen, Periost und Haut auszulösenden Reflexe werden vermißt; falls die Lähmung noch nicht alle Muskeln ergriffen hat, lassen sich die Reflexe an einzelnen Muskeln noch auslösen, während die übrigen Reflexe schon fehlen; bei weniger ausgesprochenen, frustranen Anfällen kommt es nur zu einer Herabsetzung der Reflexerregbarkeit.

Zur weiteren Befestigung der Diagnose muß die elektrische Prüfung vorgenommen werden. Die quantitative Veränderung des Reaktionsvermögens, die sich bei direkter und indirekter Reizung mit beiden Stromarten zeigt, in kompletten Lähmungsanfällen sogar das Fehlen jeder Reaktion auch bei Anwendung stärkster Ströme, spricht für die hier beschriebene paroxysmale Lähmung. — Nach der gleichen Richtung verweist auch der Verlust der mechanischen Muskelerregbarkeit.

Ein weiteres prägnantes Merkmal der paroxysmalen Lähmung ist die Beschränkung auf den motorischen Apparat. Die Sensibilitätsprüfung zeitigt ein in jeder Hinsicht negatives Ergebnis; das afferente System ist auch bei ausgebreiteter Lähmung in allen Teilen intakt. Störungen von seiten des Zentralnervensystems und Veränderungen der psychischen Haltung können gleichfalls nicht festgestellt werden.

Der paroxysmale Charakter der Lähmung ist angesichts des plötzlichen Einsetzens, der Entwicklung des ganzen Krankheitsbildes in einer Nacht, des ebenso raschen Verschwindens der Symptome nicht zu übersehen. Jedoch sind gerade mit Rücksicht auf das anfallsartige Auftreten der Lähmung gewisse differentialdiagnostische Erwägungen angebracht.

Differentialdiagnose: Es gibt eine Reihe anderer Krankheitsprozesse, die gleichfalls innerhalb kurzer Zeit oder vorübergehend zur Aufhebung der willkürlichen Motilität führen. Sie seien hier mit Hinweis auf die spezifischen Symptome erwähnt, durch die sie von der paroxysmalen Lähmung sich unterscheiden lassen.

1. Die transitorische spastische Lähmung, zuweilen mit Schmerzen verbunden, steht der Myotonie nahe (vielleicht eine Abart der Eulenburgschen Paramyotonie); sie ist vielfach durch Kälte auslösbar (Rich, Lenoble); von der paroxysmalen Lähmung ist sie vor allem durch den hypertonischen Zustand der Muskulatur zu trennen.

2. Nochmals sei in diesem Zusammenhang auf die intermittierenden Lähmungen hingewiesen, die eine Beziehung zur Malaria erkennen lassen (Hartwig,

Cavaré, Bataille u. a.). Sie sind gewöhnlich viel kürzer als die paroxysmale Lähmung, treten in Cotidiana- oder Tertianatypus auf und hinterlassen gewöhnlich eine Schwäche der Muskulatur. Störungen der elektrischen Erregbarkeit sind nicht in allen Fällen nachzuweisen; Anästhesien, Sphinkterenlähmung, selbst Anzeichen kortikaler Reizung (Boncet, Salbert) geben den Lähmungsanfällen ein anderes Gepräge, als das hier gezeichnete Krankheitsbild aufweist; nach Vincent (Thèse inaugural, Montpellier 1878) sollen auch Hemi- und Monoplegien vorkommen. Der Befund von Plasmodien im Blut, das Alternieren mit febrilen Anfällen, anamnestische Angaben, daß eine Malaria vorausging, auch erfolgreiche Chinintherapie, sofern sie auch die Wiederkehr der Anfälle verhindert, läßt die paroxysmale Lähmung ausschließen.

3. Die „paralytischen Äquivalente" der Epilepsie, die bei Besprechung der Literatur von der paroxysmalen Lähmung unterschieden wurden, können wegen ihres offensichtlichen Zusammenhanges mit dem Grundleiden mit der hier beschriebenen Krankheit nicht verwechselt werden; sie haben oft spastischen Charakter; nach Féré ist die elektrische Reaktionsfähigkeit des Nervmuskelapparates während der Lähmung nicht gestört. Die Lähmung breitet sich nicht während der Ruhezeit in einigen Stunden aus, sondern überkommt den Patienten ganz plötzlich wie der epileptische Krampfanfall.

4. Die intermittierenden hysterischen Lähmungsanfälle lassen sich schon durch das Intaktbleiben der elektrischen, mechanischen und Reflexerregbarkeit von der paroxysmalen Lähmung unterscheiden; sie sind aber auch durch ihre Ausbreitung und die Art der Bewegungsbehinderung ausgezeichnet (Hemi- und Monoplegien, assoziierte Lähmungen); vorangehen unter Umständen Erregungssymptome, Tremor, Krämpfe, erhöhte Reflexe. Die Lähmungserscheinungen auf motorischem Gebiet sind von solchen der Sensibilität begleitet (allgemeine Anästhesie, Hypästhesie, Hemianästhesie, anästhetische Zonen); Druckempfindlichkeit der hysterogenen Punkte, Globus und andere hysterische Stigmata vervollständigen zuweilen das psychogene Krankheitsbild; auch gelingt es in manchen Fällen, eine traumatische Ursache aufzufinden, die Lähmungserscheinungen durch Suggestion oder Hypnose auszulösen und wieder zu beseitigen.

5. Bei ihrer anfänglichen Beschränkung auf den motorischen Apparat kann die aszendierende Paralyse (Landrysche Paralyse) zu Beginn an die paroxysmale Lähmung gemahnen, besonders wenn sie ohne Fieber verläuft. So konnte Goldflam in einem Falle die Differentialdiagnose zwischen beiden Leiden erst entscheiden, als nach einer gewissen Zeit Bulbärerscheinungen auftraten, und sich im weiteren das desolate Bild der Landryschen Paralyse entwickelte.

6. Zur Unterscheidung der Muskelschwäche, wie sie sich in frustranen Anfällen der paroxysmalen Lähmung zeigt, von der Myasthenie lassen sich verschiedene Punkte anführen. Sind auch die myasthenischen Symptome bei demselben Individuum nicht immer in gleichem Maße ausgeprägt, so handelt es sich bei ihnen im ganzen doch um einen Dauerzustand der Muskulatur im Gegensatz zur vorübergehenden Natur jener Muskelschwäche. Außerdem wurde in den frustranen Anfällen der paroxysmalen Lähmung die myasthenische Reaktion der Muskeln (Jolly) vermißt (nur Kramer glaubte sie bei einem Falle nach-

weisen zu können); auch ist die Art der Entstehung der Muskelschwäche eine
verschiedene; die myasthenische tritt nach öfterer Bewegung auf, die paretischen Symptome des hier beschriebenen Leidens gerade während der Ruhe
des Muskels; die Bewegung ist bei diesem Schwächezustand der Muskulatur
von vornherein erschwert, bei der Myasthenie erst infolge der Ermüdung.

Die Erbsche Bulbärasthenie ergreift zwar in manchen Fällen auch die
ganze Körpermuskulatur; sie breitet sich gelegentlich auch ziemlich rasch aus
und führt in Remissionen zu vorübergehender Besserung; mit den Anfällen der
paroxysmalen Lähmung wird sie jedoch schwerlich zu verwechseln sein, da sie
hauptsächlich die von den Hirnnerven versorgten Gebiete befällt und eine
längere, einige Wochen umfassende Entwicklung zeigt.

7. Die Asthenie vom Typus Déjérin, die vor allem durch ihre Beschränkung auf die unteren Extremitäten gekennzeichnet ist, kann schon durch
die erhöhten Reflexe von der paroxysmalen Lähmung unterschieden werden.

8. Vorübergehende Lähmungszustände der Muskulatur mit Verlust der faradischen Erregbarkeit werden auch bei dem Gerlierschen Schwindel (Vertige
paralysant) und dem mit diesem wahrscheinlich identischen in Japan vorkom-
menden Kubisagari (Miura) beobachtet. Außer der kürzeren Dauer solcher
Lähmungserscheinungen lassen auch die übrigen Symptome der genannten Krankheiten (Sehstörungen, Schwindel, neuralgische und sonstige periphere Sen-
sationen) die Differentialdiagnose gegenüber der paroxysmalen Lähmung leicht
entscheiden.

IV. Prognose.

In den Anfällen der paroxysmalen Lähmung darf jeweils die völlige Wiederkehr der Motilität und der übrigen physiologischen Funktionen der Muskulatur
erwartet werden. Auch in Anfällen, die zu vollständiger Lähmung führen und
dem sie erstmals Beobachtenden den Eindruck irreparabler Störungen machen,
braucht man daran nicht zu zweifeln.

Eine Voraussage, wie lange die Lähmung andauern wird, ist im Einzelfalle
nicht nur vom Grad und von der Ausbreitung der Lähmung, sondern auch vom
individuellen Verhalten abhängig. Während die Anfälle bei der Mehrzahl der
damit behafteten Personen nach einigen Stunden bis höchstens zwei Tagen
beendigt waren, dauerten sie bei einigen anderen erheblich länger (nach Burr
bis zu sieben Tagen).

Baldige Genesung (in zwei bis vier Stunden) kann in einem Stadium ange-
sagt werden, wenn profuse Transpiration und starke Diurese einsetzt; gewöhnlich sind zu dieser Zeit schon Hals, Finger und Zehen wieder beweglich.
Vollzieht sich die Besserung während des Schlafes, so kann sie noch in kürzerer
Zeit zu normalen Verhältnissen führen. — Mit der Möglichkeit von Rezidiven
muß stets gerechnet werden.

Quoad vitam darf man in gewöhnlichen, unkomplizierten Lähmungsanfällen
ohne Bedenken eine günstige Prognose stellen. Die allgemeine Lähmung der
Körpermuskulatur bringt wohl eine gewisse Beeinträchtigung der lebenswich-

tigen Funktionen mit sich; doch erreicht diese nur ausnahmsweise einen bedroh-
lichen Grad. Die Lähmung der akzessorischen Atemmuskulatur hat bisher
nur in wenigen zu schwerster Prostration führenden Anfällen starke Dyspnoe
verursacht; auch ein Versagen des Herzens wurde nur in vereinzelten Fällen
beobachtet.

Durch Komplikationen wird die Prognose entschieden verschlechtert; darüber
wurde Näheres schon an anderen Stellen ausgeführt.

V. Pathologie.

A. Die Disposition der paroxysmalen Lähmung.

Vor der Betrachtung der möglichen Ursachen des Lähmungsanfalls sollen
einige Punkte über die für dies Leiden spezifische Konstitutionsanomalie ausgeführt werden, soweit sie durch unmittelbare Beobachtung gewonnen sind.

Die Tatsache, daß nur bestimmte Personen unter der Einwirkung jener noch
zu erörternden Momente von Lähmungserscheinungen befallen werden, läßt
keine andere Deutung zu, als daß das Leiden nur auf Grund einer besonderen
Disposition auftritt.

Berücksichtigt man dabei, daß die Lähmungsanfälle bei den einzelnen Personen in verschiedener Frequenz, Ausbreitung, Intensität und Dauer erscheinen,
so kann man auch von einem individuellen Grad der Disposition sprechen.
Während die Anfälle bei manchen Personen nur selten, im Jahre nur zu wenigen
Malen, beobachtet werden, zeigen sie sich bei anderen stark gehäuft, mehrmals
im Monat oder der Woche. In einem gewissen Sinn wird für die Häufigkeit der
Anfälle außer dem Grad, in dem die Disposition bei dem Individuum ausgesprochen ist, freilich auch die Frequenz der günstigen Bedingungen in
Betracht kommen, unter denen sich der Anfall mit Vorliebe einzustellen pflegt
(s. oben).

Ein Maßstab für den Grad der Disposition ist ferner die bei den Anfällen
der einzelnen Personen zu beobachtende Ausbreitung und Intensität; in
dem Maße, wie weit sich die Erscheinungen auf die Körpermuskulatur erstrecken,
und wie weit dabei die willkürliche Motilität abhanden kommt, darf man von
einer stärkeren oder schwächeren Disposition sprechen. Bei manchen Individuen
bleibt es zeitlebens bei Anfällen, die nur zu einer vorübergehenden Schwäche
der Muskeln führen und in denen immer nur einzelne Glieder oder Muskel-
gruppen beteiligt sind. Demgegenüber sind bei anderen Personen Anfälle vollkommener Lähmung die Regel, und bei ihnen breiten sich die Symptome über
die gesamte Rumpf- und Gliedmaßenmuskulatur aus; auch können bei denselben
Individuen abwechselnd schwere und leichte Anfälle vermerkt werden.

Für den Grad der Disposition ist ferner von Bedeutung, in welchem Umfange
bei den Lähmungsanfällen eines Patienten auch das Respirations- und Zirkulationssystem gestört wird. Schließlich kommt dafür auch die Dauer der Anfälle
in Betracht, die ja bei den einzelnen Personen ganz verschieden angetroffen wird
(einige Stunden bis Tage).

Nach solchen Gesichtspunkten ist eine Orientierung darüber möglich, ob sich der Grad der Disposition vom **Geschlecht**, **Lebensalter** und gewissen **Allgemeinzuständen** abhängig erweist.

Es ergibt sich bei der Durchsicht aller bis jetzt festgestellten sicheren Fälle des Leidens schon ein zahlenmäßiges Überwiegen des männlichen Geschlechts (von 78 Personen 64% Männer und 36% Frauen); ebenso gewinnt man angesichts der Anfälle selbst den Eindruck, daß die Veranlagung zur paroxysmalen Lähmung beim männlichen Geschlecht auch dem Grade nach viel stärker ausgesprochen ist als beim weiblichen. Bei Frauen äußert sich das Leiden in vielen Fällen nur in paretischer Form, und bei ihnen ist selten die gesamte Muskulatur ergriffen; auffällig ist eine bei Frauen häufig vorgefundene Beschränkung der Lähmungserscheinungen auf die unteren Extremitäten.

Deutliche Unterschiede der Veranlagung zur paroxysmalen Lähmung zeigen sich ferner in ihrer Manifestation in den **verschiedenen Lebensaltern**. Meist werden die ersten Anzeichen von Lähmung von den mit dem Leiden behafteten Individuen erst in den Pubertätsjahren und in den ihnen folgenden bis zum Anfang der zwanziger Jahre wahrgenommen. Von dieser Regel sind Ausnahmen nach beiden Richtungen hin bekannt; auch im Kindesalter wurde das Leiden gelegentlich schon festgestellt; u. a. berichtet Buzzard von einem Kind, das schon mit zwei Jahren an Lähmungsanfällen der hier beschriebenen Art litt. Sehr spätes Auftreten wird nur in einem Fall erwähnt (bei Cramers Patient im 60. Jahre erst).

Die Anlage des Leidens äußert sich zum ersten Male gewöhnlich nicht gleich in vollständig ausgesprochenen Anfällen; nur ausnahmsweise wurde jemand schon erstmals von kompletter Lähmung befallen. Die ersten Anzeichen des Leidens werden meist in der Form rasch vorübergehender Schwäche einzelner Muskeln wahrgenommen; erst mit dem zunehmenden Alter werden die Symptome schwerer, kommt es zu richtigen Lähmungsanfällen. Ihren Höhepunkt scheint die Disposition in den zwanziger Jahren zu erreichen; später tritt sie entschieden wieder zurück; die Anfälle werden in den folgenden Jahren seltener und äußern sich öfters nur in frustranen Formen. Im späteren Alter wird die Disposition in manchen Fällen überhaupt nicht mehr wahrgenommen; jedoch ist von manchen Personen bekannt, daß sie bis ins Alter an Lähmungsanfällen litten. — Bei Frauen verschwindet das Leiden ziemlich regelmäßig in den mittleren Jahren.

Gewisse **Allgemeinzustände** dürften ebenfalls für den Grad der zeitweilig sich ändernden Disposition von Einfluß sein. So wurde das erstmalige Auftreten von Lähmungserscheinungen in manchen Fällen nach zuvor überstandenen Infektionskrankheiten beobachtet (Scharlach, Typhus, Masern); auch später machte sich das Leiden besonders zu Zeiten allgemeiner Herabsetzung des Kräftezustandes bemerkbar. Dagegen tritt es unter Lebensverhältnissen, die reichliche Körperbewegung und erhöhten Stoffumsatz bedingen, zurück.

Eine weitgehende Abhängigkeit der paroxysmalen Lähmung von der Gestation konnte schon mehrmals festgestellt werden; die Anfälle setzten bei Frauen in dieser Zeit ganz aus und erschienen erst nach Monaten oder überhaupt nicht wieder. — Ein bestimmter Einfluß der Menses auf die Disposition ließ sich nicht nachweisen.

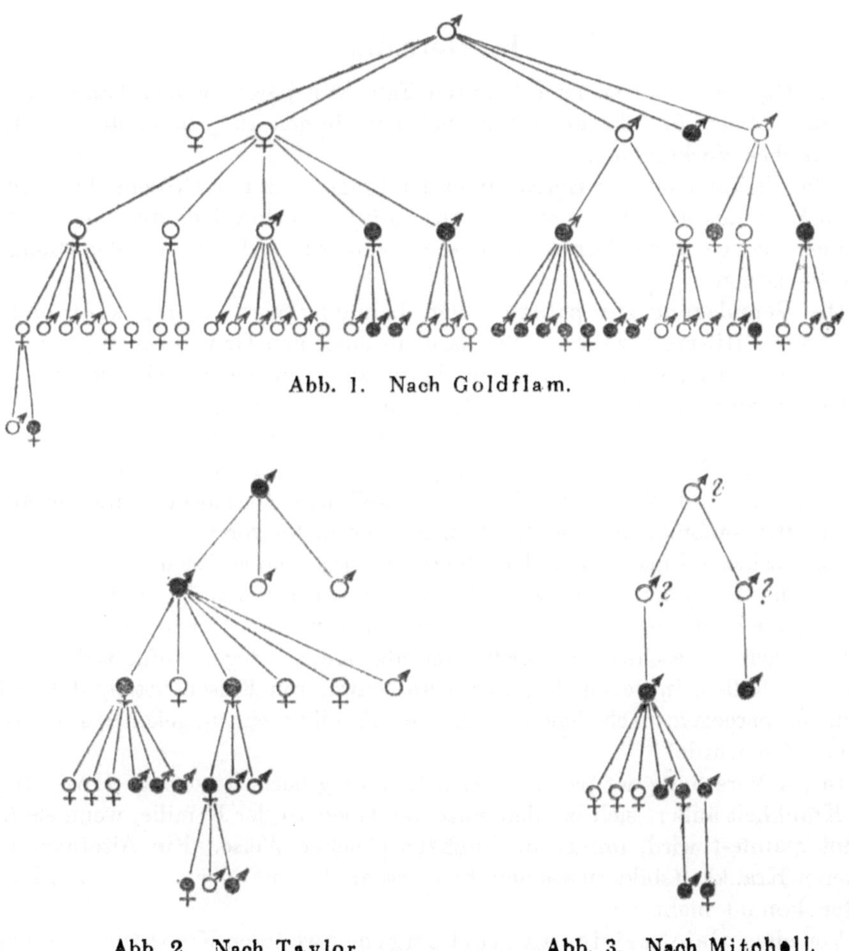

Abb. 1. Nach Goldflam.

Abb. 2. Nach Taylor.　　　　Abb. 3. Nach Mitchell.

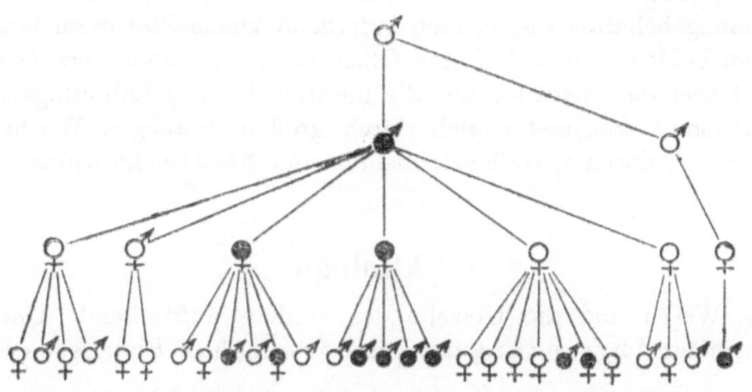

Abb. 4. Nach Beobachtung des Verfassers.

Abb. 1 bis 4 Stammbäume von Familien mit paroxysmaler Lähmung.
(Die mit dem Leiden behafteten Personen sind durch ausgefüllte Kreise bezeichnet).

B. Heredität.

In 81% der bisher sicher erkannten Fälle von paroxysmaler Lähmung fand sich das Leiden familiär-hereditär; bei den übrigen 19% handelte es sich um sporadisches Vorkommen.

Gibt die Tatsache der Heredität in der Frage nach der Ursache der paroxysmalen Lähmung auch keine weitere Auskunft[1]), so sind doch aus theoretischem Interesse einige Besonderheiten zu erwähnen, die sich in der Vererbung des Leidens zeigen.

Die Veranlagung zur paroxysmalen Lähmung wird in **direkter** und **indirekter Filiation** vererbt. Sie kann in einzelnen Generationen ganz latent bleiben, um in einer späteren wieder hervorzutreten; sie verteilt sich in diesen Fällen im Sinne eines „rezessiven Merkmals" (Mendel).

Aus den genealogischen Aufstellungen geht ferner hervor, daß sich die **Disposition durch beide Geschlechter in gleicher Weise vererbt.** Jene Beschränkung auf Vererbung durch das weibliche Geschlecht, die für andere Konstitutionsanomalien typisch ist, liegt hier nicht vor.

Unterschiede hinsichtlich der **Primogenität** lassen sich gleichfalls nicht feststellen. Die jüngeren Geschwister werden ebenso häufig betroffen wie die älteren; auch für den Grad der Disposition kann ein Überwiegen bei älteren oder jüngeren Geschwistern nicht als allgemeine Regel aufgestellt werden; einzelnen Fällen, in denen die älteren an schwereren Krisen litten, stehen Mitteilungen entgegen, nach denen in anderen Familien ein umgekehrtes Verhalten angetroffen wurde.

In der Vererbung der paroxysmalen Lähmung herrscht strenge **Homologie;** die Krankheit äußert sich bei den einzelnen Gliedern der Familie, wenn sie überhaupt manifest wird, immer in durchaus gleicher Weise. Ein Alternieren mit anderen Krankheitsbildern als dem hier beschriebenen oder mit anderen Krankheiten kommt nicht vor.

Von einer **gleichzeitigen Vererbung** einer weiteren Konstitutionsanomalie berichtet Couzot; er fand bei allen Personen, die in jener Familie mit paroxysmaler Lähmung behaftet waren, eine auffallend kleine Statur im Gegensatz zu den mit dem Leiden nicht behafteten Gliedern. In der vom Verf. beobachteten Familie traf eher das Gegenteil zu; die meisten der von Lähmungsanfällen betroffenen Personen zeichneten sich durch großen, kräftigen Wuchs aus. Die Kombination mit Struma, Gallensteinleiden und Nesselsucht wurde schon oben erwähnt.

C. Ätiologie.

Die das Wesen und die Ursache des Leidens aufdeckende Untersuchung beginne mit einer **Abgrenzung des pathologischen Prozesses** in morpho-

---

[1]) Die Betrachtung der Vererbung führt lediglich eine Individualität auf eine frühere ähnlich geartete Individualität zurück, ohne dabei die Einzelheiten der einen auf die Einzelheiten der anderen beziehen zu können. Da somit schon für die Vererbung überhaupt die Voraussetzungen einer kausalen Erklärung (Inbeziehungsetzung von Einzeldingen zu Einzeldingen) fehlen, ist auch die Förderung der Ätiologie eines Leidens auf Grund des Tatsachenbereiches seiner Heredität prinzipiell unmöglich.

logischer und funktioneller Hinsicht. Nur nach einer solchen Orientierung lassen sich unrichtige Fragestellungen vermeiden.

Es handelt sich zunächst darum, den Ort ausfindig zu machen, an dem die schwere Beeinträchtigung der Motilität und physikalischen Erregbarkeit erfolgt. In den früheren Arbeiten werden anläßlich der Erörterung der Pathologie des Leidens in dieser Frage Anschauungen vertreten, die schon bei Berücksichtigung der klinischen Symptome zurückzuweisen sind; verschiedene Autoren verlegen die Störung in das Zentralnervensystem, und zwar sollen es hauptsächlich die Vorderhörner des Rückenmarks sein, in deren Bereich sich der eigentliche pathologische Prozeß abspiele. Da sich die rasch einsetzende und spurlos wieder verschwindende Störung nicht durch eine organische Läsion erklären ließ, griffen jene Autoren meist auf die Theorie der Hemmungswirkung gewisser nervöser Apparate zurück [1]).

Die Lokalisation in die Vorderhornzellen oder die zuführenden Nervenfasern und die daran sich anknüpfende funktionelle Theorie dürfte jedoch unter Hinweis auf das physikalische Reaktionsvermögen des Muskels während der paroxysmalen Lähmung widerlegt werden. Ließe der Verlust der Reflexe schließlich noch die Annahme einer Beteiligung jener Apparate zu, so lenkt die elektrische Prüfung die Aufmerksamkeit doch auf einen anderen Punkt. Während des Anfalls läßt sich weder durch Reizung der Nerven noch durch unmittelbare Anwendung von Strömen auf den Muskel selbst eine Kontraktion auslösen. Daß der Muskel auch auf die direkte Reizung nicht reagiert, kann nicht anders erklärt werden, als daß die kontraktile Substanz selbst unerregbar ist. Die Unabhängigkeit der Muskelfaser vom nervösen Apparat, wie sie aus gewissen physiologischen und entwicklungsgeschichtlichen Tatsachen schon hervorgeht, muß nach Erb auch hinsichtlich des elektrischen Reaktionsvermögens des Muskels angenommen werden. — Für die paroxysmale Lähmung kommt auch nicht eine Affektion der Nervenendplatten im Sinne der Kurarewirkung in Betracht; denn während der Kurarewirkung kann der Muskel durch direkte elektrische Reizung zur Kontraktion gebracht werden [Donath und Lukaes (24)].

In die Anschauung, daß während des Lähmungsanfalles der Muskel selbst betroffen sei, lassen sich auch die übrigen Symptome widerspruchslos einfügen. Der Verlust der indirekten elektrischen Erregbarkeit braucht nicht auf einen

---

[1]) Sie beriefen sich dabei auf die Tatsache, daß außer den hemmenden Elementen des vegetativen Nervensystems, z. B. der Vaguswirkung am Herz, der Splanchnikuswirkung am Darm, solche Mechanismen auch auf dem motorischen Gebiet gefunden wurden. Bei Bells Versuch zeigte sich Erschlaffung des durch Reizung der vorderen Wurzel tetanisch kontrahierten Muskels, wenn das Rückenmark oberhalb der Wurzel elektrisiert wurde. Sherrington und Hering bewirkten Nachlaß der Muskelrigidität enthirnter Tiere durch Reizung des Rückenmarks. Pawlows Versuche am Nervmuskelpräparat von Anodonta und Biedermanns Untersuchungen, die dabei besonders auf den Anelektrotonus und Katelektrotonus des Organs Rücksicht nahmen, deckten gleichfalls die unter Umständen hemmende Wirkung von motorischen Nerven auf. Die sowohl fördernd wie auch hemmend gefundene Wirkung des nervösen Apparates wurde durch ein zwiefaches Reaktionsvermögen erklärt, dem ein Antagonismus von chemischen Vorgängen zugrunde liegen sollte (Assimilation und Dissimilation nach Hering, Anabolismus und Katabolismus nach Gaskel). Eine Zusammenfassung dieses Tatsachenbereiches und der darauf begründeten Theorie (Inhibitionstheorie), die auch in der Nosologie der paroxysmalen Lähmung eine große Rolle spielt, findet sich in den Arbeiten von Meltzer (56) und Oddi (57).

abnormen Zustand des Nerven zurückgeführt zu werden; der durch den Nerv zugeleitete Reiz vermag eben den unerregbaren Muskel nicht mehr zur Kontraktion zu bringen; andererseits spricht direkt gegen einen abnormen Zustand des Nerven das Fehlen jeder Entartungsreaktion, die ja nur bei Degeneration der Nervenfaser beobachtet wird.

Die regellose Ausbreitung der Lähmung wird bei der Lokalisation der Störung in die Muskeln gleichfalls verständlich. Das bei noch nicht kompletter Lähmung mitunter anzutreffende eigentümliche Ergebnis, daß bei Reizung eines größeren Nervenstammes einzelne Muskeln seines Verzweigungsgebietes sich noch kontrahieren, andere jedoch nicht, erscheint nicht mehr widerspruchsvoll, wenn man annimmt, daß die Muskeln ganz unabhängig von dem Nervensystem gelähmt sind. Auch wird man dann von dem noch stets vergeblichen Bemühen absehen, die Ausbreitung der Lähmung auf Rückenmarksegmente zu beziehen.

Zum gleichen Resultat wie bei Berücksichtigung der elektrischen Prüfung gelangt man im Hinblick auf die Erfolglosigkeit bei direkter mechanischer Reizung des Muskels; das Ausbleiben der idiomuskulären Zuckungen weist deutlich auf eine Unerregbarkeit der kontraktilen Faser selbst hin. Die mechanische Reizung des Nerven selbst kann unter diesen Umständen auch bei völlig normaler Nervenleitung zu keiner Muskelkontraktion führen.

Ohne die Störung in die Vorderhornzellen lokalisieren zu müssen, läßt sich nun auch das Fehlen der Reflexe erklären; selbst bei normalem Reflexbogen versteht man das Ausbleiben der Reflexzuckungen aus der vollständigen Unerregbarkeit des Erfolgorganes, des Muskels. Mag die Auslösung des Reflexes am afferenten System nun von Sehnen, Haut oder Periost aus versucht werden, die dem motorischen System übermittelte Erregung kann sich an dem gelähmten Muskel nicht äußern; nur in unvollkommenen Anfällen wird durch sie an Muskeln, deren Erregbarkeit nur herabgesetzt, nicht völlig aufgehoben ist, eine schwache Erfolgsbewegung hervorgerufen.

Daß die Veränderung der Reflexerregbarkeit nur eine quantitative, keine qualitative ist (etwa im Sinne des Babinskischen Phänomens), läßt auch eine Störung der langen Rückenmarksbahnen ausschließen.

Die mit der paroxysmalen Lähmung einhergehende Schlaffheit der Muskeln zwingt ebenfalls nicht zur Annahme einer Affektion der grauen Substanz des Rückenmarks. Vielmehr wird der atonische Zustand der Muskeln dadurch verursacht, daß die Muskelfasern dem tonisierenden Einfluß der Vorderhornzellen gegenüber unempfindlich sind. Erst mit Rückkehr seiner Erregbarkeit reagiert der Muskel auch wieder auf diese Einwirkung und erhält damit seinen normalen Tonus zurück.

Im Einklang mit der hier vertretenen Ansicht, in den Muskeln selbst liege die Ursache der Bewegungsbehinderung, steht die Tatsache, daß während des Lähmungsanfalles jedes Symptom von seiten der sensiblen Nerven und des Zentralnervensystems vermißt wird. Beruhte die Lähmung auf einer Störung der Nerven oder des Zentralorganes, so wäre die stets zu beobachtende, strenge Beschränkung der Krankheit auf die motorische Sphäre schwerlich zu verstehen. Gehen doch auch solche pathologische Prozesse des Nervensystems, die sich hauptsächlich auf die Motilität erstrecken, nie ohne gewisse sensible Störungen einher (z. B. die Landrysche Paralyse).

All diese Momente, die unmittelbar und mittelbar auf eine Muskelerkrankung hindeuten, geben Anlaß zu einer eingehenderen Untersuchung dieses Organes. Damit erhält die Pathologie des Leidens ihre erste Abgrenzung.

1. Pathologische Anatomie.

Zur Klärung der Frage, ob die paroxysmale Lähmung von einer spezifischen Veränderung an der Muskulatur begleitet sei, nahm der Verf. die im folgenden mitgeteilten Untersuchungen an ex vivo exzidierten Muskelfragmenten eines mit diesem Leiden behafteten Individuums vor.

Arbeit aus dem pathologischen Institut der Stadt Düsseldorf (Akademie für praktische Medizin). Damaliger Direktor: Prof. Dr. Mönckeberg.

Unmittelbar nach einem Lähmungsanfall, bei dem hauptsächlich die oberen Extremitäten betroffen waren, wurden aus dem Musc. deltoid. dext. Muskelstücke exzidiert; der Eingriff wurde von Prof. Janssen unter Äthernarkose vorgenommen; Anwendung von Lokalanästhesie schien zur Vermeidung von sekundären Schädigungen des Parenchyms nicht ratsam. Da sich der Muskel bei der histologischen Untersuchung als besonders subtiles und der Einwirkung der Methoden unterworfenes Gebilde erweist, ist zur Beurteilung des Befundes die genaue Kenntnis der angewandten Härtungs- und Färbungsmethoden erforderlich; sie sind hier deshalb ausführlich wiedergegeben.

In körperwarmem Zustand wurde je ein Fragment in physiologische Kochsalzlösung, Formol, Zenkersche Flüssigkeit und absoluten Alkohol eingelegt.

Die bald hernach angefertigten Zupfpräparate von noch lebensfrischen Organteilen zeigten außer einer gewissen Granulierung des Sarkoplasmas keine Besonderheit.

Die übrigen Stücke wurden nach verschiedenen Verfahren zur weiteren Verarbeitung zunächst gehärtet.

1. Ein Fragment blieb 24 Stunden in Zenkerscher Flüssigkeit, wurde hernach zur Entfernung der Sublimatniederschläge in fließendem Wasser gründlich ausgewaschen (24 Stunden) und dann noch ebensolange in alkoholische Jodjodkalilösung (nach P. Mayer) eingelegt. Nachdem in mehrmals gewechseltem Alkohol das Jod entfernt war, wurde das Präparat innerhalb zweier Tage mit aufsteigender Alkoholreihe (70—96—99,5%) behandelt. Vor der Einbettung in dickflüssiges Zelloidin wurde es je 24 Stunden lang in Ätheralkohol und dünnflüssige Zelloidinlösung eingelegt.

2. Ein Stück wurde in Formalin gehärtet (48 Stunden), darauf je 24 Stunden mit 70-, 96- und 99,5 proz. Alkohol behandelt; dann wie bei 1. in Ätheralkohol, dünn- und dickflüssiges Zelloidin gebracht.

3. Das in absoluten Alkohol eingelegte Stück blieb 24 Stunden in dieser Flüssigkeit; es wurde dann ebensolange in Ätheralkohol und je 24 Stunden in den beiden Zelloidinlösungen belassen.

Die in Zelloidin eingebetteten Stücke kamen in Chloroformdämpfen zur Erstarrung und härteten in 90 proz. Alkohol weiter. Beim Schneiden zeigten sich diese Präparate brüchig; es gelang jedoch mit dem Schlittenmikrotom Schnitte von 15—20 μ zu erhalten. Es wurden mehrere Präparate von Längs- und Querschnittsbildern angefertigt. — Von Paraffineinbettung wurde abgesehen, da man beim Muskel bei dieser Methode noch brüchigere Präparate bekommt.

Die Färbungen wurden ausgeführt mit Hämalaun, Eosin und deren Kombination; ferner mit Weigerts Eisenhämatoxilin und van Giesons Säurefuchsin-Pikrinsäurelösung.

An den verschiedenen Präparaten war ein gleicher Befund zu verzeichnen; wesentliche Unterschiede der nach den verschiedenen Methoden gehärteten und gefärbten Präparate zeigten sich nicht.

Auf den Querschnitten war bei schwacher Vergrößerung ein von der Norm nicht erheblich abweichendes Kaliber der Muskelfasern zu erkennen; wohl fanden sich eine Anzahl relativ großer Fasern zwischen solchen von mittlerer Größe; abnorm kleine Fasern wurden jedoch nicht beobachtet. Bei stärkerer Vergrößerung zeigen sich die Konturen der Fasern in vielen Fällen polygonal mit abgerundeten Ecken; daneben finden sich aber auch kreisrunde und ovale Konturen. — Hinsichtlich ihrer Färbbarkeit lassen sich an den Fasern auffallende Unterschiede konstatieren; sie können bei allen Färbungsmethoden bemerkt werden, besonders deutlich an den nach der Weigertschen und van Giesonschen Methode gefärbten Schnitten. Ein Teil der Fasern färbt sich nicht so intensiv wie der andere. Die den Farbstoff stärker annehmenden Fasern bieten zugleich meist folgende Besonderheiten dar: die Oberfläche des Faserquerschnittes erscheint bald wie mit dunkleren Flecken besät; bald scheinen solche intensiver gefärbten Stellen zusammengeflossen zu sein und sparen zwischen sich Lücken weniger gefärbter Substanz aus; die dunkleren Punkte werden bei genauerem Zusehen als auseinandergedrängte Fibrillen erkannt, zwischen denen die Cohnheimschen Felder verbreitert sind; in den anderen Fällen dürften die Fibrillen zusammengetreten sein; die hellere zwischen diesen Fibrillenbündeln liegende Substanz dürfte als das undifferenzierte Sarkoplasma anzusprechen sein. An einer großen Anzahl von Faserquerschnitten erkennt man jedoch Räume, die mit anderer Substanz ausgefüllt sind; ihr Inhalt ist noch heller gefärbt, mitunter von homogener Beschaffenheit, durchschimmernd, und glänzt je nach Lichteinfall mehr oder minder. An anderen Fasern sind diese helleren Räume aber nicht mit homogener Substanz, sondern von körnigen und scholligen Massen angefüllt. Wenn der Inhalt solcher Räume nur wenig oder überhaupt keinen Farbstoff angenommen hat, ergibt sich das Bild von scheinbaren Hohlräumen. Bei manchen Räumen fehlt eine deutliche Abgrenzung gegen die Umgebung; andere setzen scharf gegen die übrige Substanz ab; ihre Kontur wird deutlich und erscheint zuweilen wie gestanzt; den Eindruck von Membranen, die sie auskleiden, gewinnt man an dickeren Schnitten; bei Senkung des Objektivs erkennt man jedoch, daß der dunklere Saum durch Schattenwirkung vorgetäuscht ist. Die bezeichneten Räume zeigen auf dem Querschnitt verschiedene Formen; sie sind kreisrund oder oval; sie werden in den einzelnen Fasern meist nur in der Einzahl, selten in der Mehrzahl angetroffen.

Die Sarkolemmkerne stehen immer peripher, nur selten fand sich ein Kern gegen das Zentrum zu gelagert. In manchen Fasern besteht eine Kernvermehrung. Besonders in Fasern, die durch die helleren Räume als lädiert betrachtet werden können, sind die Kerne verdickt und oft nur verschwommen gefärbt. — Faltungen des Sarkolemmschlauches werden nicht beobachtet.

Im Interstitium fehlen Anzeichen einer abgelaufenen oder noch vor sich gehenden Reaktion; das Bindegewebe des Perimysiums ist nicht hyperplastisch; man sieht keine Infiltration. — Hingegen fällt allenthalben eine starke Injektion der kleinsten Gefäße und Kapillaren auf.

Auf den Längsschnitten finden sich Bilder, die sich mit den auf den Querschnitten gewonnenen gut vereinbaren lassen; auch hier ein deutlicher Unterschied in der Färbbarkeit der einzelnen Fasern. Die auf den Querschnitten bemerkten Räume in den dunkler gefärbten Fasern sind auch auf den Längsschnitten zu erkennen; sie sind hier im allgemeinen unscharf begrenzt und zeigen länglich ovale, selten lakunenartige Konturen. An den Präparaten der ersten Serie störten artifizielle Spalten und Risse; als die folgenden nach der japanischen Methode auf die Objektträger aufgeklebt wurden, traten die Risse seltener auf; artifiziellen Ursprungs dürften auch die welligen, ungleichmäßigen Konturen einzelner Fasern an Präparaten, die sofort mit absolutem Alkohol gehärtet wurden, gewesen sein; es handelt sich hier wohl um Schrumpfungserscheinungen.

Auf den Längsschnitten des Muskels erscheint die longitudinale und transversale Streifung deutlich ausgeprägt Bei Betrachtung mit der Ölimmersion kommt auch der subtilere Bau der Fibrillen zum Vorschein, isotrope und anisotrope Substanz mit Mittel- und Zwischenscheiben werden meist wie am normalen Muskel vorgefunden An vielen Stellen sind die Fibrillen auseinandergedrängt; zwischen ihnen liegt das Sarkoplasma in verbreiterter Schicht. Einzelne Fibrillen weisen Besonderheiten auf; sie lösen sich in ihre einzelnen Disks auf; besonders an der Grenze der mit besonderer Substanz gefüllten Räume ist dies Phänomen zu beobachten.

Die Sarkolemmkerne zeigen sich auch auf Längsschnitten in den durch die besonderen Räume gekennzeichneten, dunkleren Fasern oft verdickt und undeutlich gefärbt. In den heller gefärbten Fasern sieht man eine deutliche Kernvermehrung und einzelne zentral gestellte Kerne; meist stehen die Kerne in diesen Fasern in Reihen hintereinander.

Im Interstitium kann an Längsschnitten keine Veränderung des Perimysiums im Sinne einer Reaktion festgestellt werden; wohl aber auch hier eine starke Blutfüllung der kleinen Arterien und Kapillaren.

Um über die Natur der in den erwähnten Räumen eingelagerten Substanz Aufschluß zu bekommen, war u. a. die Färbung von Schnitten nach der Bestschen Methode angezeigt; es wurde hierzu das von vornherein nur mit absolutem Alkohol behandelte Muskelfragment benutzt; nach Vorfärben der betreffenden Schnitte mit Hämalaun, Differenzierung und Auswaschen kamen sie in Karmin-Kaliumcarbonat-Kaliumchloridlösung (mit gleichen Teilen Liq. ammon. caust. und Methylalkohol). In der Differenzierflüssigkeit (Methylalkohol, absol. und Aq. dest.) verblieben die Präparate länger, als Best angibt (15 Min.); einzelne wurden bis 20 Stunden darin belassen; es war hernach mit umso größerer Sicherheit zu schließen, daß die Substanzpartikel, die nach so langer Differenzierung das Karmin noch festhielten, aus Glykogen bestehen mußten; auf diese Weise konnte eine starke Anreicherung der Muskelfasern mit Glykogen überzeugend nachgewiesen werden; die dunkler gefärbten Fasern zeigten sich bei dieser Färbungsmethode diffus mit Glykogenkörnchen durchsetzt; aus Glykogen bestanden auch die scholligen, körnigen Massen, die in den oben bezeichneten

Räumen lagerten. — Über die Art der homogenen, durchscheinenden Substanz, die sich in den anderen Räumen fand, konnten die Untersuchungen keinen Aufschluß geben.

Kontrollpräparate von normaler Muskulatur wurden mit denselben Härtungs- und Färbungsmethoden angefertigt; es wurden dazu Muskelstücke verwandt, die anläßlich einer Gastrotomie (wegen Verätzungsstriktur des Ösophagus) aus dem Rect. abdom. entnommen wurden; an diesen Präparaten wurden die obenerwähnten Besonderheiten vermißt; jene Befunde dürfen deshalb nicht als artifizielle Produkte der angewandten Methoden betrachtet werden.

In der Annahme, es handle sich bei der paroxysmalen Lähmung um eine Beeinträchtigung des Muskels, hatten einige Autoren sich gleichfalls mit der mikroskopischen Untersuchung dieses Organs befaßt. Goldflam teilte Befunde mit, die er bei fünf Gliedern der von ihm beobachteten Familien erheben konnte; es zeigte sich bei allen ein gleiches Bild, das in den wesentlichen Zügen auch mit dem hier wiedergegebenen übereinstimmt. Oppenheim maß seinen Befunden an der Muskulatur keine besondere Bedeutung bei, da ihm zweifelhaft schien, ob die Besonderheiten des mikroskopischen Bildes nicht auf Kunstprodukte zurückzuführen seien. Aus dem gleichen Grunde berichteten auch Singer und Crafts nur kurz über die von ihnen angefertigten Muskelpräparate.

Zur besseren Abgrenzung seien dem für die paroxysmale Lähmung charakteristischen Bild die Muskelbefunde bei den genuinen Myopathien gegenübergestellt; im Gegensatz zur paroxysmalen Lähmung ist für die Myotonie das Vorkommen sehr kleiner Muskelfasern neben abnorm großen, die Einlagerung dunkler Körnchen, die Faltung des Sarkolemmschlauches, die Infiltration und Vermehrung des interstitiellen Bindegewebes bezeichnend (nach Déjérine und Skotta). Ein beträchtlicher Unterschied stellt sich auch heraus, wenn man das hier beschriebene Bild mit dem von der progressiven Muskeldystrophie bekannten vergleicht; wohl sind auch bei diesem einzelne hypertrophische Fasern zu sehen; die Mehrzahl der Fasern ist jedoch abnorm klein, ihre Gestalt ist unregelmäßig; man sieht verschieden geformte Fragmente; die Streifung ist verwaschen; Vakuolenbildung im Sinne der oben beschriebenen Räume in der Muskelfaser wird nicht beobachtet. Kleinzellige Wucherungen, Hyperplasie des Bindegewebes, Fetteinlagerung lassen vollends keinen Zweifel aufkommen, daß es sich bei Muskeldystrophie um einen wesentlich andersartigen Prozeß handelt als bei der paroxysmalen Lähmung.

Das Fehlen jeder Reaktion im Interstitium unterscheidet den Muskelbefund der paroxysmalen Lähmung auch von allen entzündlichen Prozessen in der Muskulatur; aber auch in anderer Hinsicht sind anatomische Verschiedenheiten zu verzeichnen; so ist z. B. für die Polymyositis neben der kleinzelligen Infiltration das minimale Kaliber der Fasern und der molekulare Zerfall des Sarkoplasmas charakteristisch.

Der mikroskopische Befund der bisher genannten Muskelerkrankungen unterscheidet sich also ganz wesentlich von dem der paroxysmalen Lähmung. Eine weitgehende Übereinstimmung mit der letzteren findet sich jedoch bei den Muskelveränderungen, die durch vorübergehende arterielle Ischämie gesetzt werden. Das für diese Muskelschädigung charakteristische Bild, wie es von Lorenz (58) verzeichnet wird, deckt sich in allen wesentlichen Punkten mit dem hier beschriebenen. Diese Übereinstimmung wird des näheren auszuführen sein.

Untersucht man die durch kurzdauernde oder unvollkommene Ischämie geschädigte Muskulatur (nach Wirkung von Thrombosen oder Esmarchscher Blutleere), so zeigt sich gleichfalls eine Auseinanderdrängung der Fibrillen und zwischen ihnen eine Verbreiterung der Cohnheimschen Felder; an manchen Fasern sind mit besonderer Masse angefüllte Räume, wie die oben beschriebenen, zu beobachten; der Form und Gestalt nach gleichen sie jenen vollkommen. Auch bei diesen Muskelpräparaten finden sich zahlreiche heller tingierte Fasern; sie sind durch eine größere Zahl von Sarkolemmkernen, die z. T. noch zentral stehen, ausgezeichnet und müssen als neugebildete Fasern betrachtet werden. Eine weitere Übereinstimmung ergibt sich in dem diskoiden Zerfall einzelner Primitivfibrillen [nach Litten (59)]; in der Regel finden sich die Mehrzahl der Fibrillen jedoch auch bei der ischämischen Muskelschädigung intakt.

Für das Verhalten der Sarkolemmkerne während der Muskelischämie bestehen, je nach dem Zeitpunkte, in dem der Muskel untersucht wurde, verschiedene Angaben; eingehend hat Heidelberg (60) diese Verhältnisse studiert. Im ersten Stadium der Ischämie färben sich nur wenige Kerne verschwommen und geben damit ihre Degeneration kund; erst im späteren Stadium, besonders aber mit Rückkehr der Zirkulation (Kraske, Erbkam, Litten) tritt die Kerndegeneration in größerem Maße auf; dem entspricht auch der Befund der verschwommen gefärbten Kerne im anatomischen Bild der paroxysmalen Lähmung.

Bei der ischämischen Muskelveränderung werden wie bei der paroxysmalen Lähmung alle interstitiellen Prozesse vermißt. Es finden sich nach Kraske (61) und Volkmann (62), die besonders die durch Kälteischämie beeinträchtigte Muskulatur nach dieser Richtung hin untersuchten, im Perimysium keine Infiltration und keine Bindegewebsproliferation.

Es wurden bei diesem Vergleich bisher immer nur die Befunde bei arterieller Ischämie der Muskulatur berücksichtigt; die bei venöser Zirkulationsstörung sich einstellende Muskelveränderung ist wesentlich anderer Natur. In den ersten Tagen dieser Störung vermißt man an den Fasern selbst noch jede Änderung ihres anatomischen Bildes; es kommt nur zu einer Ödembildung zwischen den Muskelfasern; im Interstitium bemerkt man eine durch Kernvermehrung und Infiltration gekennzeichnete Reaktion, die zu Hyperplasie des Bindegewebes führt; auch Fetteinlagerung gehört zum Bild der venösen Zirkulationsstörung.

Eine Identität der mikroskopischen Bilder der arteriellen Muskelischämie und der paroxysmalen Lähmung liegt demnach zweifellos vor; es dürfte auf Grund dieser pathologisch-anatomischen Tatsache der vorläufige Schluß erlaubt sein, daß auch in der Muskelschädigung, die der paroxysmalen Lähmung zugrunde liegt, ein vorübergehender Mangel der arteriellen Blutversorgung zu sehen ist. — Daß bei der Exzision von Muskelfragmenten unmittelbar nach dem Lähmungsanfall, wie Prof. Janssen berichtete, eine auffallend starke Parenchymblutung auftrat, und auf den mikroskopischen Schnitten eine Injektion der Gefäße gefunden wurde, dürfte als sekundäre Hyperämie die obige Annahme stützen.

Nachdem die Ätiologie der paroxysmalen Lähmung durch die anatomischen Untersuchungen eine neue Fragestellung gewonnen hat, wird im weiteren die

Erörterung der pathologisch-physiologischen Daten nach dieser Richtung notwendig.

2. Pathologische Physiologie.

Es steht zunächst zur Frage, ob eine vorübergehende arterielle Zirkulationsbehinderung im Muskel wirklich zu einer so starken Beeinträchtigung seiner Funktion führen kann, wie sie bei der paroxysmalen Lähmung wahrgenommen wird.

a) Die Funktionsstörung des Muskels bei arterieller Ischämie.

Beobachtungen über Funktionsstörungen bei arterieller Ischämie der Muskulatur liegen in einer Reihe von Fällen vor; teils wurden sie anläßlich von Zirkulationsbehinderung durch Druck (Gipsverband, Esmarchsche Blutleere), teils bei Verlegung von Arterien durch Embolie gewonnen. Auch experimentell wurde diese Frage schon geprüft. Aus dem Gebiet der speziellen Pathologie sind die Funktionsstörungen der Muskulatur bei genuinen Gefäßerkrankungen bekannt (intermittierendes Hinken, Morvanscher Symptomkomplex, Marinescosche Angiopathien).

Zum Vergleich kann nur die Wirkung kurzdauernder oder nicht vollständiger Unterbrechung des Kreislaufes herangezogen werden; die länger andauernde, komplette Blutleere kommt wegen der von ihr gesetzten völligen Destruktion des Gewebes, wodurch sie sich auch im anatomischen Bild von dem der paroxysmalen Lähmung unterschied, und der irreparablen Funktionsstörung hier nicht in Betracht.

Bei Anwendung der Esmarchschen Blutleere stellte Neugebauer (63) schon nach kurzer Zeit fest, daß die von der Zirkulation abgeschlossenen Muskeln nicht mehr erregbar waren; und zwar mußte diese Störung rein muskulärer Natur sein, da die Nerven in diesem Zeitpunkt noch keine Degenerationserscheinungen aufwiesen. Auch Langer (64) konnte sich in einem Falle von Embolie der Art. bracchialis davon überzeugen, daß schon nach wenigen Stunden jegliche Erregbarkeit der Muskeln, die elektrische eingeschlossen, abhanden gekommen war.

Wie empfindlich die kontraktile Substanz für Unterbrechung der arteriellen Blutversorgung ist, zeigten Kraske und Volkmann speziell durch Untersuchungen bei experimentell ausgelöster Kälteischämie des Muskels; es gelang stets nach relativ kurzer Zeit, die Muskulatur funktionsunfähig zu machen; andererseits zeigte sich jedoch bei diesen Versuchen, daß die physiologische Funktionsfähigkeit des Muskels nach Hebung der Ischämie sehr rasch wiederhergestellt sein kann. Die rasche Restitution der Funktion steht im Einklang mit dem in diesem Zeitpunkt zu erhebenden histologischen Befund starker Regeneration von Muskelfasern (hellen, kernreichen Fasern).

Ein Zusammenhang mit Störungen im Bereich des nervösen Apparates war bei diesen Untersuchungen nicht aufzudecken; denn Nervenstörungen traten erst nach längerer Unterbrechung der Zirkulation auf.

Zum gleichen Resultat gelangte Heidelberg; auch seine Untersuchungen ließen auf eine große Empfindlichkeit der kontraktilen Substanz schon für kurze Zirkulationsstörung schließen; die sich dann einstellende Funktionslosigkeit des Muskels mußte von Nervenläsion unabhängig sein; denn eine solche konnte auch **Heidelberg** erst nach länger dauernder Ischämie feststellen.

Nach den Ergebnissen dieser Untersuchungen kann die Annahme, daß auch die Funktionsstörung bei der paroxysmalen Lähmung durch eine arterielle Ischämie bedingt sei, zu Recht bestehen.

Außer dem Verfahren, nach Analogieschluß aus der Gleichheit der Wirkung die Gleichheit der Ursachen zu entnehmen, besteht die Möglichkeit, jene Annahme auch durch **direkten Beweis** zu sichern. Einzelne funktionelle Eigentümlichkeiten des klinischen Bildes der paroxysmalen Lähmung müssen im Sinne einer bestehenden Ischämie aufgefaßt werden. Es ist die Blässe der Haut über den gelähmten Partien, die für eine Blutleere spricht. Ferner die mitunter beobachtete Herabsetzung der Temperatur an den gelähmten Gliedern (**Fischl**) und das subjektive Kältegefühl. Auf eine Beteiligung der Gefäße weist auch der Einfluß der Außentemperatur hin; durch ihre Wirkung auf den Konstriktionszustand der Gefäße vermag die Temperatur die Ausbreitung und Intensität der Bewegungsbehinderung zu beeinflussen; es sei daran erinnert, daß die der Abkühlung ausgesetzten Muskeln immer zuerst betroffen werden, und daß andererseits Wärmeapplikation die Lähmung des betreffenden Muskels hintanhalten oder die Wiederkehr seiner normalen Erregbarkeit fördern kann; für letztere Erscheinung kommt nur die gefäßerweiternde Wirkung der Erwärmung in Betracht. — Auch andere Momente, die durch eine Anregung der Zirkulation in gewissen Stadien des Lähmungsanfalles (zu Beginn und gegen Ende) günstig wirken, wie passive Bewegung und Massage, andererseits der ungünstige Einfluß der die lokale Zirkulation herabsetzenden Muskelruhe stützen die Annahme einer der Erkrankung zugrunde liegenden örtlichen Ischämie.

Ein weiterer direkter Beweis liegt in der Tatsache begründet, daß durch das gefäßverengende Adrenalin bei Personen, die mit paroxysmaler Lähmung behaftet sind, typische Anfälle ausgelöst werden können, während das gefäßerweiternde Pilokarpin den Anfall günstig zu beeinflussen vermag (**Orzechowski**).

b) Die Ursache der Ischämie.

Durch die zuletzt angeführten Eigentümlichkeiten des Krankheitsbildes wird zugleich auch über die Art der arteriellen Ischämie Klarheit geschaffen. Konnte eine Verlegung der Arterien im Sinne einer Thrombose wegen des paroxysmalen Charakters der Störung schon von vornherein nicht in Diskussion kommen, so wird für die Behinderung des arteriellen Kreislaufes nur eine vorübergehende **maximale Verengerung der Gefäße** selbst angenommen werden. Daß die lokale Ischämie wirklich auf diese Art zustande kommt, beweist uns der Einfluß von Temperatur, Bewegung und spezifischen Gefäßmitteln auf die Krankheitserscheinungen. Deutlich spricht hierfür auch die mit dem Nachlassen des Lähmungsanfalls einsetzende reaktive Hyperämie.

Die anfallsweise auftretende Gefäßverengerung scheint sich vor allem auf die Gefäßbezirke in der Muskulatur zu erstrecken; die Hautgefäße dürften immerhin noch besser durchblutet sein, da Parästhesien, wie sie bei vollkommener Blutleere der Haut wahrgenommen werden müßten, ausbleiben. Auch das Fehlen besonderer Störungen von seiten anderer Organe deutet auf eine hauptsächliche Beschränkung der Gefäßverengerung auf die **Muskelarterien** hin.

Nach der Ausbreitungsart der Lähmung auf die einzelnen Muskeln muß man schließen, daß weniger die Verengerung großer Arterien in Frage kommt; mit der Verengerung einer großen Arterie müßten alle Teile ihres Versorgungsgebietes zu gleicher Zeit von Lähmung betroffen werden; häufig sind aber die proximalen Teile eher gelähmt als die distalen; und bei der Rückkehr normaler Erregbarkeit bemerkt man oft das entsprechend umgekehrte Verhalten. Das sukzessive Befallenwerden von Muskeln und Muskelteilen beweist vielmehr, daß die lokale Ischämie sich besonders auf die kleineren Muskelarterien beschränken muß.

In diesem Zusammenhang wird auch die klinische Erscheinung, daß gewisse Muskeln regelmäßig von der Lähmung ausgeschlossen bleiben, für die Ätiologie bedeutsam. Es sind dies Muskeln, die hinsichtlich ihrer Gefäßversorgung durch reichliche Kollateralen weit besser gestellt sind als die übrigen Körpermuskeln, so daß bei ihnen das Zustandekommen einer Ischämie erschwert oder unmöglich ist (Zunge, Gesichts-, Augen-, Rachen- und Kehlkopfmuskulatur, Zwerchfell). Auch zeichnen sich diese Muskeln durch eine permanente Funktion aus, vermöge deren die Zirkulation in ihnen stets angeregt wird; wie am Zwerchfell werden selbst bei allgemeiner Körperruhe im Schlaf, worauf Crafts in anderem Zusammenhang hinwies, auch an den übrigen genannten Muskeln geringe Bewegungen beobachtet. — Eine bessere Vaskularisation mag auch bei anderen Muskeln, die während der Ausbreitung der Lähmung relativ lange verschont bleiben, vorliegen, z. B. bei den Musc. splenii, obliqui capitis.

Die Frage, ob die Gefäßverengerung durch Erregung der zentralen oder peripheren Vasomotorenapparate verursacht wird, kann zugunsten der letzteren entschieden werden. Gegen das Vorliegen einer zentralen Erregung spricht die Ausbreitung der Vasokonstriktion auf die einzelnen Gefäßbezirke, die sich in keinem Fall noch auf eine zentrale Segmentierung oder das Ausbreitungsgebiet eines Nerven beziehen ließ. Für eine Störung des peripheren Vasomotorenapparates kann andererseits die Beeinflußbarkeit der Vasokonstriktion durch lokal applizierte Wärme, passive Bewegung und Massage, ferner der Effekt spezifisch peripher wirksamer Gefäßmittel angeführt werden.

Es erübrigt noch, auf die Bedeutung der bei manchen Anfällen bemerkten Herzstörungen für die hier gegebene Ätiologie einzugehen. Aus der beobachteten Mehrleistung des Herzens muß auf das Vorhandensein eines erhöhten Widerstandes in der Strombahn geschlossen werden. Ein solcher wird in der unter Umständen maximalen Verengerung der Muskelgefäße gefunden; ausgedehnte Gefäßbezirke sind für die Zirkulation undurchgängig, zum mindesten schwerer passierbar gemacht. Wie die Herztätigkeit während des Lähmungsanfalls auf das Vorhandensein einer peripheren Gefäßverengerung hinweist, so wird, von der andern Seite her betrachtet, auch der Mechanismus der Herzstörungen durch den erhöhten Gefäßwiderstand erklärlich; das Herz steht während des Lähmungsanfalls vor plötzlich abnorm gesteigerten Anforderungen; es arbeitet mit beträchtlich erhöhtem Blutdruck; die Folge ist in manchen Fällen die klinisch festzustellende akute Dilatation; auch darf nicht wundernehmen, daß nach Überanstrengung mitunter eine Insuffizienz auftritt. — Eine weitere Erschwerung der Herztätigkeit ergibt sich in Anfällen, in denen auch die akzessorische Atemmuskulatur ergriffen ist, aus der Geringfügigkeit der respiratorischen Exkursionen des Thorax, vermöge derer die Rücksaugung des Blutes ungenügend besorgt wird. Ferner wird die venöse Zirkulation schon durch das Fehlen der den Rücktransport des Blutes befördernden Muskelbewegungen verschlechtert.

Mit Nachlassen der Gefäßverengerung im Endstadium des Anfalles und bei der dann einsetzenden reaktiven Gefäßerweiterung findet man den Blutdruck unter der Norm. —

Zusammenfassend kann man die bisherige Erörterung beschließen: Aus der pathologischen Physiologie herangezogene Vergleichspunkte und Erscheinungen des Krankheitsbildes selbst dürften beweisen, daß der Lähmungszustand der Muskulatur durch eine arterielle Ischämie verursacht wird, und daß diese hinwieder durch anfallsweise auftretende Verengerung der Muskelgefäße bedingt ist.

c) Die Auslösung der Vasokonstriktion.

Bis zu dieser Etappe war der Weg der ätiologischen Forschung eindeutig bestimmt, so daß er auf Grund von Tatsachen stets sofort zu sicheren Ergebnissen führen konnte. Nicht mit der gleichen Eindeutigkeit ist der Weg vorgeschrieben, der bei der Beantwortung der sich jetzt erhebenden Frage zu verfolgen sein wird: Welche Ursache muß für die paroxysmale Verengerung der Muskelgefäße angenommen werden?

Die Untersuchung dieser Frage könnte von der Annahme ausgehen, daß bei normalem Reaktionsvermögen der Vasomotoren jeweils im Auftreten eines bestimmten Reizes oder Stoffes, der die Gefäße zur Verengerung brächte, die Ursache der paroxysmalen Lähmung liege; oder man könnte untersuchen, ob in dem vasomotorischen Apparat der Muskelgefäße eine spezifische Disposition vorhanden sei, vermöge deren er auf gewisse auch im normalen Organismus auftretende Reize mit maximaler Verengerung reagierte. Beide Wege seien verfolgt.

Das Krankheitsbild der paroxysmalen Lähmung macht in seinem akuten Verlauf durchaus den Eindruck, als liege ihm jeweils eine ganz plötzlich entstandene Schädlichkeit zugrunde. Sie in einem Reizzustand des Nervensystems zu sehen, der sich in peripherer Gefäßkonstriktion äußerte, muß aus oben erwähnten Gründen abgelehnt werden. Es kommt dann weiter in Frage, ob zur Zeit des Anfalls nicht eine dem Organismus sonst fremde Substanz die Vasomotoren erregte; eine solche Substanz wäre ihrer Wirkung nach im weiteren Sinne als Toxin aufzufassen; sie könnte als abnormes Zersetzungsprodukt aus dem Magendarmtraktus resorbiert sein oder im inneren Stoffwechsel entstehen. Manche Züge des Krankheitsbildes bestärken diese auf eine Selbstvergiftung hinzielende Vermutung; während des Anfalls wurde mitunter eine gewisse Vermehrung der Leukozyten bemerkt; auch die mit der Krise einsetzende profuse Transpiration und darauffolgende Diurese könnten in dem Sinne gedeutet werden, als würde durch sie die schädliche Substanz ausgeschieden.

In der Tat haben auch verschiedene Autoren — allen voran Goldflam — die Pathologie der paroxysmalen Lähmung nach dieser Richtung hin zu fördern gesucht; in der bisherigen Nosographie des Leidens spielt deshalb neben der Theorie der Hemmung (Inhibitionstheorie) die Autointoxikationstheorie eine Rolle. Der Angriffspunkt der hypothetischen Substanz wurde dabei freilich nicht in den vasomotorischen Apparat der Muskelgefäße verlegt; vielmehr glaubten die Autoren, deren Wirkung entweder auf Teile des motorischen Nerven-systems oder in die Muskelfaser selbst lokalisieren zu müssen. Ihr Bestreben ging darauf hinaus, an den während und unmittelbar nach dem Lähmungsanfalle ausgeschiedenen Exkreten eine besondere Toxizität festzustellen. Wie schon anderen Ortes erwähnt, bedienten sie sich dabei der Bouchardschen Unter-suchungsmethode, kamen jedoch zu keinem übereinstimmenden Resultat, was freilich zum Teil auf ungleiche Versuchsanordnungen zurückgeführt werden konnte; im ganzen erwies sich der während des Anfalles ausgeschiedene Urin für den Tierorganismus als relativ giftiger als der aus dem Intervall stammende Urin. Das Bild der paroxysmalen Lähmung war jedoch an den mit Anfallsurin behandelten Tieren nicht wahrzunehmen; ohne daß es zur typischen Lähmung kam, zeigte sich bei Goldflams Versuchen sowohl bei der Injektion von Urin aus dem Anfall wie von solchem aus dem Intervall nach einiger Zeit der Ver-lust des Kniephänomens; bei dem Anfallsurin früher als bei dem anderen.

Die sich mit der Toxizität der Exkrete befassenden Untersuchungen konnten die Ätiologie mit keinem Ergebnis bereichern, das eindeutig nach einer be-stimmten Richtung gewiesen hätte. Ging schon nur mit einiger Wahrscheinlich-keit aus ihnen hervor, daß eine toxische Substanz im Spiel sein könne, so war aus ihnen über Art, Wirkungscharakter und Angriffspunkt der hypothetischen Substanz erst recht nichts zu entnehmen.

Auf einer sichereren Grundlage konnte diese Frage mittels chemischer Analy-sen verfolgt werden. Im Anfallsurin fielen die Briegerschen Alkaloidreaktionen meist positiv aus. Auf erhöhte Zersetzungsvorgänge im Darm wies eine ver-mehrte Indikanausscheidung und das Auftreten großer Mengen von gepaarter Schwefelsäure im Urin hin. Man könnte sich also vorstellen, daß jene mit den Briegerschen Reagenzien ausgefällten Körper Zersetzungsprodukte seien, die aus dem Darm resorbiert wurden. Freilich ist auch über ihre spezielle chemische Beschaffenheit und ihren physiologischen Wirkungscharakter nichts in Er-fahrung gebracht worden; insbesondere gelang auch mit ihnen der Nachweis nicht, daß sie am Tierorganismus die der paroxysmalen Lähmung entsprechenden Erscheinungen bewirken können.

Nachdem die Autointoxikationstheorie zu keinem befriedigenden Resultat geführt hat, möge die andere Erklärungsmöglichkeit, die Annahme einer spe-zifischen Disposition des Vasomotorenapparates der Muskelgefäße erörtert werden. Da die paroxysmale Lähmung immer nur bei bestimmten In-dividuen auftritt, mußte schon an früherer Stelle eine Konstitutionsanomalie angenommen werden. Deshalb liegt dieser zweite Erklärungsversuch sehr nahe. Die besondere Veranlagung zur paroxysmalen Lähmung müßte dann auf einem gegen die Norm geänderten Reaktionsvermögen der Vasomotoren der Muskelgefäße beruhen; es könnte eine erhöhte Erregbarkeit gegen konstrin-gierende Einflüsse überhaupt oder nur gegen bestimmte im Körper zirkulierende Substanzen vorliegen; die letzteren brauchten keine abnormen, exogen oder endogen gebildeten Stoffe im Sinne von Toxinen zu sein, sondern es wären im normalen Organismus vorkommende Stoffe für die Erregung der spezifisch disponierten Gefäße verantwortlich zu machen. Das anfallsartige Erscheinen der Vasokon-striktion würde dann vielleicht nur auf ein zeitweilig vermehrtes Auftreten dieser Stoffe zu beziehen sein.

Bei Befolgung dieses Weges muß das Ergebnis der vom Verf. erfolgreich angewandten Therapie vorweggenommen werden. Unter der Annahme, die Disposition der paroxysmalen Lähmung bestehe tatsächlich in einer erhöhten Erregbarkeit der Vasomotoren des Muskelgefäßgebietes, schien es zur Beseitigung dieser Disposition geraten, ein Mittel aufzusuchen, das die Beeinflußbarkeit der Gefäße durch konstringierende Reize herabzusetzen vermöchte. Bei darauf hinzielenden Versuchen fand sich ein solches in den Kalziumsalzen. Die bei Durchströmung von Kalt- und Warmblüterorganen (Extremitäten) durch Adrenalin auszulösende Vasokonstriktion unterblieb oder erschien nur abgeschwächt, wenn die Kalziumkonzentration der Durchströmungsflüssigkeit vermehrt wurde (noch nicht veröffentlichte Arbeit des Verf. aus dem Pharmakologischen Institut zu Heidelberg). Der Dauererfolg einer mit Kalziumsalzen durchgeführten Therapie, der als eine Beseitigung der spezifischen Disposition betrachtet werden kann, dürfte die der Therapie zugrunde gelegte Ätiologie des Leidens hinreichend rechtfertigen. Die Konstitutionsanomalie der paroxysmalen Lähmung kann demnach in einer erhöhten Erregbarkeit des vasokonstringierenden Apparates der Muskelgefäße erblickt werden.

Einer Klärung bedarf nun die Frage, welcher Reiz jeweils die erhöht erregbaren Muskelgefäße zur maximalen Konstriktion bringt. Es sollen hier nur die auch unter normalen Verhältnissen auftretenden Gefäßreize in Betracht gezogen werden. Für die Annahme eines durch Nervenbahnen vermittelten Reizes fehlt, wie schon oben ausgeführt, als zureichender Grund die segmentale Anordnung in der Ausbreitung der Lähmung. Kälteeinflüsse dürften nur kummulierend wirken; sie für das Zustandekommen einer Vasokonstriktion in sämtlichen Muskeln des Rumpfes und der Gliedmaßen verantwortlich zu machen, geht schon mit Rücksicht darauf nicht an, daß der Körper zu Beginn vieler Anfälle einer Kältewirkung überhaupt nicht ausgesetzt war. Kälte begünstigte nur die lokale Ausbreitung eines sich schon entwickelnden Anfalles (z. B. wurden die der Bettwärme entzogenen Glieder zuerst betroffen).

So bliebe denn nichts übrig, als den auslösenden Faktor in einer bestimmten Substanz zu suchen, die zwar auch unter normalen Verhältnissen zirkulierte, zuzeiten aber durch ihr vermehrtes Auftreten die über die Norm erregbaren Vasomotoren der Muskelgefäße zur Konstriktion brächte.

Bei dieser Fragestellung müßte das Augenmerk darauf gerichtet werden, ob sich in dem mit paroxysmaler Lähmung behafteten Organismus während des Anfalles gewisse Stoffe in größerer Menge zeigen als in anfallsfreier Zeit. Für die Purinstoffe trifft dies zu; sie wurden bei den quantitativen Analysen des im und kurz nach dem Anfall ausgeschiedenen Urins reichlicher vorgefunden als im Intervallurin; und zwar waren dabei sowohl die Harnsäure wie auch die andern, weniger oxydierten Purinkörper vermehrt. Könnten diese Stoffe nun für die Auslösung einer Vasokonstriktion in Betracht kommen?

Pharmakologische Untersuchungen des Verf. ergaben für sämtliche geprüften Purinstoffe eine ausgesprochene Gefäßwirkung. Die peripheren Vasomotoren überlebender Warmblüterorgane reagierten auf sie mit Gefäßverengerung; nicht nur für die Hauptrepräsentanten dieser Gruppe, Koffein und Theobromin, war diese Wirkung einwandsfrei nachzuweisen, sondern auch für im Organismus selbst auftretende Purinstoffe, wie Harnsäure, Xanthin und Hypo-

4*

xanthin. Hält man das Ergebnis dieser Untersuchungen und obiger Analysen zusammen, so könnte man schon annehmen, daß die paroxysmale Konstriktion der spezifisch disponierten Muskelgefäße durch die zeitweise in vermehrter Menge zirkulierenden Purinstoffe verursacht würde.

Und doch befriedigte auch diese Lösung nicht. — Bei der feineren pharmakologischen Analyse der Gefäßwirkung der Purinstoffe zeigte sich, daß ihr Angriffspunkt (Ganglienzellen in den Gefäßwänden, Nervenendplatten resp. Zwischensubstanz oder glatte Muskelfaser selbst) an eine andere Stelle des vasomotorischen Apparates verlegt werden muß als der des Adrenalins; während der Teil, an dem Adrenalin wirkte, noch lange erregbar blieb, wurde das Reaktionsvermögen des für die Purinstoffe empfindlichen Teiles schon nach kürzerer Durchströmungsdauer vermißt; auch konnte der letztere durch Erhöhung der Kalziumkonzentration der Durchströmungsflüssigkeit nicht wie der Angriffspunkt des Adrenalins in seiner Erregbarkeit beeinflußt werden; die Erregbarkeit der Gefäße Koffein gegenüber wurde durch Kalziumsalze nicht herabgesetzt. Werden diese pharmakologischen Daten auch in der Ätiologie der paroxysmalen Lähmung berücksichtigt, so läßt sich mit ihnen die Annahme einer unmittelbaren Beteiligung der Purinstoffe nicht vereinbaren [1]). Durch Kalziumsalze konnte eben die für die paroxysmale Lähmung spezifische Disposition der Vasomotoren dahin geändert werden, daß die in Frage kommende Substanz keine Konstriktion mehr auszulösen vermochte.

Andererseits läßt sich an der Hand jener pharmakologischen Untersuchungen mit Kalziumsalzen im positiven Sinne anführen, daß die Disposition des Vasomotorenapparates in einer Übererregbarkeit seines adrenalinempfindlichen Teiles gesucht werden muß. Als direkter Beweis hierfür sei auch die von Orzechowski mitgeteilte Tatsache nochmals in Erinnerung gebracht, daß bei Personen, die mit paroxysmaler Lähmung behaftet sind, durch Adrenalin typische Anfälle hervorgerufen werden können.

Zu entscheiden bleibt danach nur noch, ob als Ursache der paroxysmalen Vasokonstriktion das Adrenalin selbst oder eine andere Substanz von vollständig gleicher pharmakologischer Wirkung anzunehmen ist. Da die Nebenniere unter verschiedenen Umständen ungleiche Mengen von Adrenalin in das Blut sezerniert, könnte die den Anfall auslösende Ursache in einer jeweiligen Vermehrung des Blutadrenalins gesehen werden. Untersuchungen des Verf.s mit dem Blutplasma der Anfallszeit sollten Klarheit schaffen, ob in diesem Zeitpunkt der Adrenalingehalt des Blutes tatsächlich erhöht ist; sie scheiterten jedoch aus äußeren Gründen. So kann denn diese letzte Frage nicht mit Sicherheit entschieden werden; man könnte nur sagen, daß das Adrenalin höchstwahrscheinlich die gesuchte Substanz ist; um so mehr, als eine andere im Organismus vorkommende Substanz von durchaus gleichem Wirkungsvermögen nicht bekannt ist.

Die Beteiligung des Adrenalins wird auch durch verschiedene klinische Beobachtungen wahrscheinlich gemacht. Die gelegentlich angetroffene Kombination des Lähmungsanfalles mit Glykosurie (Cramer) spricht dafür; eine

---

[1]) Die vermehrte Purinausscheidung kann vielleicht als ein Ausdruck des in den Muskeln stattfindenden Kernzerfalls angesehen werden.

erhöhte Adrenalinbildung würde außer der Auslösung der Vasokonstriktion eine Adrenalinglykosurie herbeiführen.

Auch die mitunter bei der paroxysmalen Lähmung zu beobachtende Struma und Thymuspersistenz verweist auf etwa vorliegende Besonderheiten der inneren Sekretion; die ungleich starke Äußerung des Leidens in verschiedenem Lebensalter, das besondere Hervortreten während und unmittelbar nach der Pubertät, das Aussetzen während der Gestation mögen ähnliche Bedeutung haben. Die der inneren Sekretion zugrunde liegenden Verhältnisse sind jedoch so wenig bekannt, daß diese Momente hier nur als ganz allgemeine Hinweise auf die Möglichkeit einer zeitweilig gesteigerten Adrenalinsekretion erwähnt werden dürfen.

Schließlich muß in diesem Zusammenhang auf die klinische Beobachtung eingegangen werden, daß dem Lähmungsanfall eine Verdauungsinsuffizienz voraus- und mit ihm einhergeht; alle in der Symptomatologie erwähnten Momente, die nach vielfacher Erfahrung für das Zustandekommen des Lähmungsanfalles förderlich sind, seien hier nochmals erwähnt: zu Verdauungsinsuffizienz führende reichliche Aufnahme von Nahrung, Genuß schwer verdaulicher Speisen mit darauffolgender Körperruhe, Störung der Verdauung durch psychische Erregung während und nach der Mahlzeit; ferner alle Anzeichen, daß die Verdauungsstörung auch während des Lähmungsanfalles weiter besteht: Atonie und Fehlen der Peristaltik des Magendarmtraktus, Koprostase, erhöhte Zersetzungsvorgänge im Darm[1]), Erscheinungen von seiten der Leber (unter Umständen subikterische Verfärbung, galliges Erbrechen, Leberschwellung, Gallensteinkoliken); andererseits der günstige Einfluß von Darmentleerung. Da die Verdauungsstörung schon vor dem Lähmungsanfall besteht, ist man geneigt, sie für die Auslösung des letzteren verantwortlich zu machen.

Bei solchem Sachverhalt steht zur Frage: Kann die Störung der Magendarmfunktion in der Nebenniere eine Erhöhung der Adrenalinsekretion hervorrufen? Mit der Bejahung dieser Frage gewännen jene nach der klinischen Erfahrung vielfach als auslösende Faktoren bezeichneten Magendarmerscheinungen ihre sinnvolle Bedeutung auch innerhalb der hier verfolgten Ätiologie.

Die Möglichkeit, daß vom Digestionsapparat ausgehende sekretorische Reize die Nebennieren treffen können, ist nicht von der Hand zu weisen. Der nervöse Zusammenhang zwischen beiden Organen ist durch das sympathische System gegeben. Es ist ferner bekannt, daß Reizung der sympathischen Fasern der Nebenniere zu verstärkter Adrenalinsekretion führt. Daß andererseits die während der paroxysmalen Lähmung bestehende Digestionsstörung einen Reizzustand des sympathischen Systems zu Gefolge hat, dürfte durch das Fehlen von Tonus und Peristaltik des Magendarmtraktus (hemmende Wirkung des Splanchnicus) bewiesen werden. Es erscheint deshalb die Annahme durchaus plausibel, daß die primäre Magendarmstörung mittels Sympathicotonus eine vermehrte Adrenalinsekretion auslösen könnte.

Der letzte Teil der Ätiologie bleibt, da er durch sichere Beweise nicht hinreichend gestützt ist, Hypothese. —

---

[1]) Leukozytose, Indikanausscheidung, Vermehrung der gepaarten Schwefelsäure im Urin und eine selten beobachtete Komplikation mit Nierenreizung dürfte wahrscheinlich auf diese Ursache zurückgeführt werden.

Beim Rückblick auf den in der Ätiologie der paroxysmalen Lähmung verfolgten Weg zeigen sich als **sichere Ergebnisse:**

Die Bewegungsbehinderung bei der paroxysmalen Lähmung beruht auf einer **Unerregbarkeit der Muskelfasern.** Dieser Verlust des normalen Reaktionsvermögens des Muskels ist seinerseits durch eine **vorübergehende Ischämie** seines Parenchyms bedingt. Als Ursache der letzteren kann nur eine anfallsweise bestehende **Vasokonstriktion der Muskelgefäße** angenommen werden. Bei weiterer Analyse zeigt sich, daß der paroxysmalen Gefäßverengerung eine **spezifische Disposition des peripheren Vasomotorenapparates** jener Gefäße zugrunde liegt, und zwar besteht diese in einer **erhöhten Ansprechbarkeit seines adrenalinempfindlichen Teiles.**

Es kann als **wahrscheinlich** betrachtet werden, daß das **Adrenalin,** wenn es unter besonderen Umständen in vermehrter Menge zirkuliert, die Vasokonstriktion selbst auslöst. Letzten Endes könnte die erhöhte Adrenalinsekretion auf die mit **Sympathicotonus einhergehende Digestionsstörung,** die vor und während des Lähmungsanfalls besteht, bezogen werden.

VI. Therapie.

Das Ziel einer Therapie der paroxysmalen Lähmung muß die Beseitigung der spezifischen Veranlagung sein. Auf Grund der hier gegebenen Ätiologie und der sie ergänzenden pharmakologischen Untersuchungen ist die Verordnung von **Kalziumsalzen** angezeigt.

Der Verf. führte diese Therapie in der von ihm beobachteten Familie an den beiden jüngeren Brüdern mit Erfolg durch. Da eine Erhöhung des Kalziumgehaltes der Gewebsflüssigkeit und der Organe bei der Einnahme von Kalziumsalzen per os nur langsam erfolgt, mußte die Kur längere Zeit, einige Monate, fortgesetzt werden; auch schien es geraten, sie nach gewissen Fristen zu wiederholen. (Ordination: dreimal täglich 15 ccm einer 10 proz. Lösung von Calc. chlorat. crist., jeweils noch reichlich verdünnt, am besten mit CO_2-haltigem Mineralwasser zu nehmen.) Nach Vornahme dieser Kur ist in dem einen Falle schon über vier Jahre keine Lähmungserscheinung mehr vermerkt worden. Bei dem jüngsten Gliede der Familie wurde die Kur nach dem Auftreten der ersten Erscheinungen des Leidens (im 18. Jahre) alsbald angewandt; auch bei ihm traten in den seitdem verstrichenen zwei Jahren keinerlei Anzeichen des familiären Leidens mehr auf.

Nebenwirkungen der Kalziumsalze blieben bei diesen beiden Personen aus (sie werden bekanntlich auch meist bei der sich aus anderer Indikation, z. B. wegen Heuschnupfen, empfehlenden Kalziumkur vermißt); jedoch konnte die Kur bei ihrem älteren Bruder R. wegen heftiger Magendarmreizungen, die sich bei Kalziumeinnahme zeigten, nicht durchgeführt werden. Der Verf. plante deshalb, bei ihm die Kur durch Injektionen vorzunehmen. Kriegsausbruch hinderte ihn daran. Auch forderte ein später im Felde ausgeführter Selbstversuch, bei dem sich an der Injektionsstelle eine Gewebsnekrose einstellte, eine vorherige Orientierung über die hierzu anwendbare Konzentration. Bevor die beabsichtigte Behandlung vorgenommen werden konnte, erlag R. im Felde einem Anfall.

Literatur.

1. Westphal, Über einen merkwürdigen Fall von periodischer Lähmung aller vier Extremitäten mit gleichzeitigem Erlöschen der elektrischen Erregbarkeit während des Anfalls. Berl. klin. Wochenschr. 1885.
   — Nachtrag zu dem Aufsatz: Über einen merkwürdigen Fall von periodischer Lähmung usw. Berl. klin. Wochenschr. 1886.
2. Oppenheim, Neue Mitteilungen über den von Prof. Westphal beschriebenen Fall von periodischer Lähmung aller vier Extremitäten. Charité-Annalen 16.
3. Fischl, Ein Fall periodisch auftretender Lähmung der unteren Extremitäten. Prager med. Wochenschr. 1885.
4. Couzot, Cas de paralysie périodique. Bull. de l'Acad. de méd. de Belgique 1886, Nr. 7.
5. Greidenberg, Ein Fall von periodischer Paralysis spinalis (durch ein Referat von Goldflam bekannt). Wratsch 1887.
6. Pulawsky, Paralysie des quatres extrémités et du tronc durant 48 heures. Gazeta lekarska 1890. Die Arbeit erschien auch in der Gazette hebdomadaire 1890, Nr. 48.
7. Goldflam, Über eine eigentümliche Form von periodischer familiärer, wahrscheinlich autointoxikatorischer Paralyse. Deutsche Zeitschr. f. klin. Med. 19. 1899, Suppl.-Bd.
8. — Weitere Mitteilung über die paroxysmale familiäre Lähmung. Deutsche Zeitschr. f. Nervenheilk. 7. 1895.
9. — Dritte Mitteilung über die paroxysmale familiäre Lähmung. Deutsche Zeitschr. f. Nervenheilk. 11. 1897.
10. Hirsch, Über einen Fall von periodischer familiärer Paralyse. Deutsche med. Wochenschrift 1894, Nr. 52.
11. Burr, Periodic paralysis with the report of a case. Univ. Med. Magaz. Philadelphia 1892/93. (Auch im Pacific record 1893.)
12. Taylor, Family periodic paralysis. Journ. of nervous and mental diseases 1898, Obs. II, 9—10. Philadelphia.
13. Mitchell, A study of a case of family periodic paralysis. Amer. Journ. of the med. sciences 1899.
14. Putnam, A case of family periodic paralysis. Amer. Journ. of the med. sciences II, 1900.
15. Crafts, A fifth case of family periodic paralysis. Amer. Journ. of the med. sciences VI. 1900.
16. Singer and Goodbody, A case of family periodic paralysis. Brain 24. 1901.
17. Buzzard, Three cases of family periodic paralysis with consideration of the pathology of the disease. Lancet, Dec. 1901.
18. Cheinisse, La paralysie périodique familiale. Semaine méd. 1894.
19. Grasset et Rancier, Traité practique des maladies du système nerveux. 4e Edit. T. II, p. 1005.
20. Oddo et Audibert, La paralysie périodique familiale. Bulletin et mém. de la Soc. méd. des hôpit. Séance du 13 déc. 1901.
21. — La paralysie périodique familiale. Arch. génér. de méd. janv. mai 1902.
22. Oddo et Darcourt, Les réactions électriques dans la paralysie périodique familiale. Arch. d'électricité méd., janv. 1902.
23. Donath, Ein Fall von traumatischer periodischer Lähmung. Wiener klin. Wochenschr. 1900.
24. — und Lukaes, Arch. d'électricité méd., mars 1901.
25. Infeld, Über periodisch auftretende (paroxysmale) Lähmungen. Wiener klin. Wochenschrift 1905.
26. Schlesinger, Ein Fall von periodischer Lähmung. Wiener klin. Wochenschr. 1905.
27. Fuchs, Periodische Extremitätenlähmung. Verein f. Psych. u. Neurol. zu Wien, Sitzung vom 12. Dez. 1904. Ref. in Wiener klin. Wochenschr. 1905.
28. Mailhouse, Family periodic paralysis. Transact. of the Connectic. Stat. med. Soc. 1908. Ref. in Neurol. Centralbl. 11.
29. Cramer, Korsakoffsches Journ. f. Neurol. u. Psychiatr. 1908. Ref. in Neurol. Centralbl. 1909.
30. Orzechowski, Kongreß poln. Neurol., Psych. u. Psychol. in Warschau 1909. Ref. in Neurol. Centralbl. 1909.

31. Sugàr, Über einen Fall nicht hysterischer, periodischer Lähmung. Wiener klin. Wochen-
      schrift 1910, Nr. 46.
32. Gatti, La paralysie périodique. Gaz. des hôp. 1911, 89.
33. Seiler, Periodische Lähmung. Archiv f. med. Erfahrung, Jan./Febr. 1815.
34. Bataille, Observation de paralysie intermittente. Annales de la méd. physiol. 16. 1829.
35. Cavaré, Observation d'une paralysie générale du sentiment et du mouvement affectant
      le type intermittent. Gaz. méd. de Toulouse (Gaz. des hôp.) 1853, No. 38.
36. Romberg, Lehrbuch der Nervenkrankheiten. Prag 1857, S. 752.
37. Erb, Handbuch der Krankheiten des Nervensystems I, S. 822.
38. Rockwell, Intermittent hemiplegie with results of post mortem examination. The
      New York Med. Journ., sept. 1877.
39. Gibney, Intermittent spinal paralysis of malarial origine. Amer. Journ. of Neurol.
      and Psych. 1. 1882.
40. Hartwig, Über einen Fall von intermittierender Paralysis spinalis. Dissert. Halle 1874.
41. Bornstein, Asthenia paroxysmalis. Neurol. Centralbl. 24. 1905.
42. — Über die paroxysmale Lähmung (Versuch einer Theorie). Zeitschr. f. Nervenheilk.
      35. 1908.
43. Schachnowitsch, Ein seltener Fall von intermittierender Paraplegie. Wratsch 1882
      (durch ein Referat von Goldflam bekannt).
44. Higier, Ref. in Neurol. Centralbl. 1897, Nr. 4.
45. — Zur Pathogenese der motorisch-paralytischen Äquivalente des epileptischen Anfalls.
      Deutsche Zeitschr. f. Nervenheilk. 14. 1899.
46. Féré, Société de biologie de Paris, Séance du 27 juill. 1897. Ref. bei Higier.
47. Bennet, Case of attacks of intermittent tonic muscular spasms, immediately followed
      by complete temporary paralysis etc. Brain 1884/85.
48. Rich, A unique form of motor paralysis due to cold. The Med. News 19. 1894.
49. Bernhardt, Notiz über die familiäre Form der Dystrophia musc. progress. und deren
      Kombination mit periodisch auftretender paroxysmaler Lähmung. Deutsche Zeitschr.
      f. Nervenheilk. 8. 1895.
50. Samuehlson, Ein Fall von intermittierender Paraplegie. Berl. klin. Wochenschr.
      Okt. 1877.
51. Lenoble, Etude sur trois cas de maladie nerveuse familiale, mal définie à allures de
      paraplégie spasmodique transitoire. Arch. de Neurol. 1901.
52. Orleanski, Rusk. med. wiestnik 1899, Obs. I. Ref. bei Cheinisse.
53. Brenner, The Alienist and Neurologist 1892. Ref. in Neurol. Centralbl. 1892.
54. Catrin, Fulguration, monoplégie brachiale intermittente survenue consécutivement
      à un accident de fulguration. Bull. et mém. de la Soc. méd. des hôpit., févr. 1895
      und Semaine méd. 1895, p. 82.
55. di Luzemberger, Paralisis periodica del trocleare con cefalea et nausea. Manicomio
      13. 1898.
56. Meltzer, Inhibition. The New York Med. Journ. 1899.
57. Oddi, L'inibizione dal punto di vista fisio-patologico. Torino 1898.
58. Lorenz, Muskelerkrankungen. Spez. Pathol. u. Therap., herausgeg. von Nothnagel,
      11, III. Teil.
59. Litten, Über die embolischen Muskelveränderungen und die Resorption toter Muskel-
      fasern. Virchows Archiv 80. 1880.
60. Heidelberg, Zur Pathologie der quergestreiften Muskeln. Archiv f. experim. Pathol.
      u. Pharmakol. 13. 1878.
61. Kraske, Über Veränderung der quergestreiften Muskulatur nach Einwirkung von
      starker Kälte. Centralbl f. Chir. 6. 1879.
62. Volkmann, Über die Regeneration von quergestreiften Muskelfasern beim Menschen
      und Säugetier. Beiträge z. pathol. Anat. von Ziegler 12. 1892.
63. Neugebauer, Zur Kenntnis der Lähmungen nach elastischen Umschnürungen der
      Extremitäten. Prager Zeitschr. f. Heilk. 1896, H. 17.
64. Langer, Ein Fall von ischämischer Lähmung, durch Embolie einer Armarterie bewirkt.
      Jahrb. d. Wiener k. k. Krankenanstalten 1895.